精神影像技术学

主　审　龚启勇

主　编　吕　粟　黄晓琦

副主编　李　飞　月　强　幸浩洋

编　者（以姓氏笔画为序）

月　强　龙镜亦　吕　粟　刘乃慈　刘杰克

孙怀强　李　飞　李文斌　张帘青　幸浩洋

黄晓琦　曾嘉欣　雷　都　谭乔月

人民卫生出版社

图书在版编目（CIP）数据

精神影像技术学 / 吕粟，黄晓琦主编 . —北京：
人民卫生出版社，2020

　ISBN 978-7-117-29988-6

　Ⅰ.①精…　Ⅱ.①吕…　②黄…　Ⅲ.①精神病学-医
学摄影　Ⅳ.①R749②R445

　中国版本图书馆 CIP 数据核字（2020）第 074087 号

人卫智网	www.ipmph.com	医学教育、学术、考试、健康， 购书智慧智能综合服务平台
人卫官网	www.pmph.com	人卫官方资讯发布平台

精神影像技术学

主　　编：吕　粟　黄晓琦
出版发行：人民卫生出版社（中继线 010-59780011）
地　　址：北京市朝阳区潘家园南里 19 号
邮　　编：100021
E - mail：pmph @ pmph.com
购书热线：010-59787592　010-59787584　010-65264830
印　　刷：三河市潮河印业有限公司
经　　销：新华书店
开　　本：787×1092　1/16　印张：8　插页：2
字　　数：200 千字
版　　次：2020 年 6 月第 1 版　2020 年 6 月第 1 版第 1 次印刷
标准书号：ISBN 978-7-117-29988-6
定　　价：79.00 元
打击盗版举报电话：010-59787491　E-mail：WQ @ pmph.com
质量问题联系电话：010-59787234　E-mail：zhiliang @ pmph.com

主 编 简 介

吕粟

四川大学华西医院放射科副主任、教授、博士生导师。国家自然科学基金优秀青年基金首批获得者,首位医学影像领域教育部"长江学者奖励计划"青年学者获得者和中组部万人计划"青年拔尖人才"获得者。现任亚洲磁共振精神疾病研究联盟(ACMP)执行委员会成员,中华医学会放射学分会神经放射学学组委员。担任 *Frontiers in Psychiatry*(section neuroimage and stimulation 及 computational psychiatry)副主编,是 *Brain*、*Arch Gen Psychiatry*、*Am J Psychiatry*、*Radiology* 等本领域顶尖期刊审稿人,国家自然科学基金评审专家。

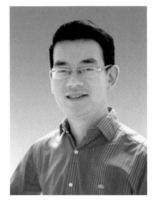

长期从事临床医、教、研工作。先后发表 SCI 收录论文 150 余篇。研究成果获得了德国洪堡基金最重要的国际奖项:弗劳恩霍夫 – 贝塞尔研究奖,树兰医学青年奖、国际医学磁共振学会(ISMRM)Young Investigator Award 提名(中国人首次)、国家自然科学奖二等奖等。以主编或副主编身份主持并参与《神经系统疾病影像诊断流程》《医学影像学》《临床医学影像学》《精神影像学》等多部教材和著作的编写,相关成果写入全国高等学校国家级规划教材《医学影像学》。

黄晓琦

四川大学华西医院放射科磁共振研究中心研究员、博士生导师、常务副主任,四川省女医师协会医学影像专业委员会副主任委员。主要从事精神疾病的影像交叉学科研究。致力于采用磁共振成像技术探索神经精神疾病和心理行为问题的影像学表征,以及采用模式识别技术探索影像指标在临床的转化应用前景。

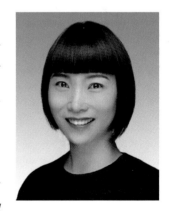

先后主持多个国家自然科学基金面上以及国际合作项目,参与国家自然科学基金重点项目、科技部"863 计划""973 计划"项目等。迄今在 *PNAS*、*American Journal of Psychiatry*、*Biological Psychiatry*、*Radiology* 等杂志发表 SCI 论文 150 余篇。多次受邀国内大会发言以及国际学术讲座。先后荣获国家自然科学奖二等奖、四川省科技进步奖一等奖(2 项),中华医学奖一等奖以及四川大学青年科技人才奖等多个奖励。曾担任美国神经放射学会(ASNR)研究科学家委员会委员(2015),国际医学磁共振学会(ISMRM)Newbie Reception 专家(2016,2017)。现为四川省突出贡献优秀专家,第十三批四川省卫生健康委员会学术技术带头人。

序 一

正如法国大思想家蒙田所言，"健康是自然所能给我们准备的最公平最珍贵的礼物"。1948 年世界卫生组织为健康提出了一个三维定义，即"健康，不仅仅是指没有疾病和身体虚弱的现象，而是一种在身体上、心理上和社会上的完满状态"。因此，精神（心理）健康与躯体健康同样重要，精神障碍严重影响着个体健康，并给个人、家庭及社会带来了沉重负担。

据中国疾病预防控制中心精神卫生中心的最新数据显示，截至 2017 年底，我国精神障碍患者多达 2 亿人，总患病率约 17.5%，严重精神障碍患者超过 1 600 万人，发病率超过 1%。当前全球精神障碍的诊治面临着诸多严峻挑战：精神障碍的发病机制尚未完全明确，其诊断和预测缺乏客观指标，患者群体的临床症状差异大且遗传与环境风险因素各异，患者对药物疗效的反应不一且病情易反复。全球精神障碍的临床诊疗亟待由传统的医生主观判断模式转变为客观的、精准的定量分析模式，即寻找客观生物学标记用于精神障碍的早期诊断、治疗方案选择、风险及预后评估。

近 30 年来，以功能磁共振为代表的新兴影像学技术快速发展，突破了传统影像技术的限制，实现了无创性显示人脑的精细结构和功能状态，极大地促进了我们对人脑正常和异常活动神经机制的认识，同时也发现了精神障碍患者一系列大脑特征性微结构和功能的改变。2016 年，我国学者在 *Radiology* 杂志上发表特邀综述，在国际上率先提出"精神影像学（psychoradiology）"的概念，这标志着影像学在精神病学的研究与应用中开始发挥举足轻重的作用，为实现通过影像学对精神障碍进行辅助诊断、指导治疗提供了契机。

在临床实践中，精神影像学正逐步发展并推广应用，同时也面临着以下三方面主要的困难与挑战。首先，精神障碍磁共振脑影像检查扫描、质控方案和操作步骤亟待规范；其次，精神障碍磁共振脑影像表征用于辅助诊断和转归评估的临床转化亟待推进；再次，临床医师对精神影像的认识亟待提高。在此背景下，国内研究团队依据国内外从事精神影像学研究及应用的主要机构的资料编成此书，对精神影像技术学的磁共振数据采集、质量控制、数据处理的具体流程给予了详细说明，力求推进精神影像学临床应用的标准化和规范化。

本书的编写得到了各位编写人员及其所在单位的支持与帮助，在此一并表示诚挚的感谢！此外，编者们深知责任重大，唯恐疏漏，但书中难免有不妥之处，诚请各位读者提出宝贵意见，使之日臻完善。

四川大学华西医院　副院长

龚启勇

2020 年 1 月

序 二

　　从临床医学的角度考虑,精神障碍无疑是最复杂的一类疾病。精神障碍以认知、情感、意志、行为异常为临床表现,由于其发病人数多,治疗困难,给个人、家庭及社会带来了沉重的负担。虽然医学界对此投入巨大的人力、物力,但由于对脑科学和认知学科相关的基础研究尚不够充分,精神障碍脑异常和发病机制的研究从理论和方法上都亟需有新的突破。

　　医学影像技术的发展为现代医学的进步提供了极大的助力,特别是随着近年来磁共振成像技术的进步,从传统的 T_1、T_2 加权等形态学成像,到基于血氧水平依赖成像提供大脑功能激活的功能成像,从弥散加权成像到通过高分辨率的弥散张量成像对脑白质纤维进行追踪与量化评估,从磁共振波谱成像到结合造影剂的磁共振分子影像,无疑为精神障碍的研究提供了系列的可视化和可量化的检测手段,让过去长期被认为是"非器质性疾病"的精神障碍的脑异常在医疗人员的眼里变得可见。

　　但是,由于通过磁共振成像对精神障碍进行检查的操作难度较大,检查指标如血氧水平依赖成像信号的信噪比较低、患者配合程度与检查质量不高、数据后处理方法复杂等技术原因,目前精神影像检查在临床上尚未普遍开展,相关研究也主要以论文的形式在学术期刊发表,缺乏相应的设备要求、操作规范、成像指标、质量保障、数据分析的系统性、程式化的介绍。一本侧重技术与实践操作的教材类书籍,无疑会给通过用磁共振成像影像技术对精神障碍患者进行临床检查和评估的医务人员提供清晰的思路和实践的指导。

　　本书是长期从事精神影像技术学研究的四川大学华西医院龚启勇教授团队的最新力作,书中系统全面地介绍了精神影像技术学从理论基础知识到实践操作的具体方法、步骤,还包括了该领域基础研究的前沿成果。龚教授团队在精神影像技术研究中取得了丰硕的成果,被国际同行誉为该领域的引领者。本书也是该团队集理、工、医的多年研究成果和经验的汇集,相信从事精神障碍临床实践与基础研究的相关读者能够从本书中获得帮助,学会利用精神影像技术这一有力工具进行研究和临床转化,促进精神障碍在基础研究和临床应用中的发展。

北京大学物理学院医学物理和工程北京市重点实验室主任
前沿交叉学科研究院磁共振成像研究中心主任
高家红
2020 年 1 月

前　言

现代医学的发展离不开医学影像技术。得力于 X 线的发现，医生无需使用解剖刀便可清晰地观察人体内部结构，为疾病的诊断和治疗开辟了革命性的新途径。从 X 线到计算机断层扫描（CT）再到磁共振成像（MRI），通过客观影像特征作出临床诊断已成为日常临床工作的一部分。更精准、更清晰、更安全地展示人体组织及病灶，为临床提供更客观的医疗决策是一代又一代影像工作者的目标。

但对精神障碍的诊断仍然依赖于患者、家属的描述，以及根据主要症状与诊断指南的相符程度来进行评估，对临床医生的经验要求很高。如何实现精神障碍的诊断和治疗从经验医学走向循证医学呢？观察精神障碍的那把解剖刀在哪里呢？

精神影像技术便是那把可以通过影像技术手段观察脑结构与功能改变的"解剖刀"。精神影像技术是医学影像技术的新分支，旨在通过脑结构磁共振和功能磁共振成像、正电子发射断层显像等医学影像技术，客观、定性、定量地分析心理活动或精神障碍所致的脑结构及功能改变。

本书的专家团队依托于四川大学华西医院的临床优势学科，以及跨学科团队建立起来的华西磁共振研究中心，长期致力于精神影像学方面的研究。在过去十年的蓬勃发展中，本团队已为研究一系列重大精神障碍的脑影像表征打下了丰厚的基础。在之前出版的《精神影像学》中，主要介绍和总结了本团队在医学领域国际期刊发表的相关工作及国内外关于常见精神障碍在精神影像方面研究的最新成果。本书则主要侧重于精神影像技术的介绍及实践操作。

本书详细介绍了精神影像技术在实际操作中的设备要求、成像原理、磁共振成像序列、数据采集、质量控制、数据预处理及分析和临床应用等方面的相关知识。临床症状、神经心理数据的采集也是精神影像研究的重要部分，本书的最后一章则针对精神影像所需的临床评估方法做了简要介绍。

希望本书的出版能为从事精神障碍相关方向的科研和临床工作者，在探究精神障碍神经病理机制方面提供新思路，为最终实现对精神障碍的客观诊断、疗效预测及治疗后随访的临床转化方面提供新方法和方向。

吕　粟　黄晓琦

2020 年 1 月

目 录

第一章

精神影像检查设备

第一节　精神影像与磁共振成像

精神影像学随着精神影像技术的发展而产生。精神影像技术是指为评估心理精神状态和精神障碍而对脑的结构、功能、代谢等进行影像检查的技术方法、流程及质控体系，主要包括个体化扫描方案制定、图像采集、成像质控和数据解析。精神影像技术是精神影像学的重要技术和方法支撑。常用影像学手段包括早期的 X 线、计算机断层扫描（computed tomography，CT）、脑电图（electroencephalogram，EEG）、脑磁图（magnetoencephalography，MEG），以及近 30 年来陆续发展的单光子发射断层成像技术（single photon emission computed tomography，SPECT）、正电子发射计算机断层显像（positron emission tomography，PET）、磁共振成像（magnetic resonance imaging，MRI）和光学成像。

其中，MRI 技术在当前应用最为广泛，它是利用磁共振原理，依据具有核磁矩的原子核（主要是氢核）在物质内部不同结构环境中不同的弛豫，通过外加射频电磁波和梯度磁场检测被激励的共振核所发射出的电磁波，即可得知该共振核在空间不同位置发生磁共振时磁化强度矢量的强弱，据此可以绘制成物体内部的结构和反映某些生理和生化功能的图像[1]。磁共振成像主要包括结构磁共振（structural MRI，sMRI）、功能磁共振（functional MRI，fMRI）和磁共振波谱（MR spectroscopy，MRS）等成像类型（广义上讲，MRS 亦属于功能磁共振范畴）。

对于大部分精神障碍患者，常规脑影像学检查并不容易发现疾病征象，特别是基于结构类的成像，包括临床磁共振成像中应用广泛的 T_1 和 T_2 加权成像，这样造就了精神影像成像技术的特殊性。利用新型成像技术结合相关影像数据分析方法，不仅可以发现心理精神疾患相关的脑异常改变，还能发现正常心理认知变化对应的脑影像学改变。

第二节　磁共振成像特点

磁共振成像与 X 射线、CT 相比更安全，对人体没有不良影响，在成像过程中既不产生电离辐射，也无需造影剂即能获得高对比度的清晰图像。它是利用静磁场和射频电磁波对人体组织进行成像，能从人体分子内部反映出人体器官异常和早期病变。此外，相较 X 射线，CT 虽解决了人体影像重叠问题，但所提供的图像仅为组织对 X 射线吸收的空间分布图像，不能够提供人体器官的生理状态信息。而磁共振成像提供的是多参数成像，相对 X 射线、CT 能提供更丰富的有效信息。磁共振成像装置除了具备 X 射线、CT 的解剖特点（即获得无重叠的质子密度体层图像）之外，还可借助磁共振原理精确地测出原子核弛豫时间 T_1 和 T_2，能将人体组织中有关化学成分的信息反映出来。这些信息通过计算机重建的图像即成分图像（化学结构像），磁共振成像有能力将同样密度的不同组织和同一组织的不同化学结构通过影像显示出来。此外,磁共振成像还可以直接采集横断面、矢状面、冠状面和各种斜面的体层图像。这就便于区分脑中的灰质与白质,在组织坏死、肿瘤和退化性疾病的早期诊断上有极大的优越性,其软组织对比度也更为精确。因此,磁共振成像对疾病的诊断具有很大的潜在优越性,在神经系统中对检测脑血肿、肿瘤、动静脉血管畸形、脑缺血、椎管内肿瘤、脊髓空洞症和脊髓积水等疾病非常有效[2]。

此外,通过不同射频与梯度的组合,磁共振成像还能实现水分子弥散、脑功能、磁共振波谱、灌注、血流、磁化传递、组织的电学参数等加权或定量成像[3]。其中,弥散成像与脑功能成像在精神影像中具有重要意义。精神影像有其相应的微观结构变化基础,磁共振可通过灵活的脉冲序列技术,使微观结构变化对磁共振信号产生影响,进而实现对微观变化的检测。相对其他成像技术,这是磁共振特有优势。例如,通过施加弥散梯度对,磁共振成像能够对水分子在生物体内的弥散行为进行测量,并绘制出大脑白质纤维束的空间走向,这是目前唯一能够在体实现纤维束绘制和测量水分子弥散的方法[4]。另一方面,由于大脑活动时血氧程度相关效应(blood oxygenation level-dependent, BOLD),这一效应由于氧合血红蛋白以及脱氧血红蛋白在血流中的变化会影响磁化强度的弛豫,所以可以利用测量来分析人类脑的高级功能,这也是功能磁共振成像(functional magnetic resonance imaging, fMRI)技术的基础[5]。由于其非侵入、无辐射和高分辨率等特点,现在是脑功能研究中的一种主要技术手段,使人们能够从整体水平来研究活体脑,在无创伤条件下了解人类在感觉、运动和思维活动时脑功能的活动情况。

第三节　磁共振成像设备组成

磁共振成像设备又称为磁共振成像仪,常用医用磁共振成像仪通常由静磁场、梯度系统、射频系统、计算机系统及其他辅助设备五部分构成。MR 扫描设备根据磁体的形成可分为永磁型(天然磁石构成)、电磁型及超导型三种,根据磁场的强度可分为高场、中场及低场,高场是指 1.0T(Tesla, 1T=10 000 高斯)以上的,低场是指 0.3T 以下的,其余为中场的。目前高场和低场的使用最为普遍。低场主要用铁磁性合金做成,而高场磁体则用铌钛合金线圈浸在密闭的液氦容器中做成,由于液氦的消耗要定期补充,所以成本和维持费用较高。

MRI 的成像系统涵盖了 MR 信号采集与数据采集和处理及其图像显示两部分。MRI 设备中 MR 信号采集部分包括静磁场系统(主磁体)、梯度磁场系统(梯度线圈)、射频系统(射频发射器及 MR 信号接收器)、供电部分,这些部分负责了 MR 信号产生、检测和编码;而其余部件包括了模数转换器、计算机、磁盘和磁带机等,则负责数据的处理、图像重建、显示和存储。它的结构可以参考图 1-3-1。其中关键为静磁场系统、梯度磁场系统、射频系统与计算机图像的重建系统。

一、静磁场系统

静磁场系统性能的好坏直接决定了磁场强度、均匀度与稳定性,并影响 MRI 图像质量,是磁共振成像系统的关键部件。通常用产生静磁场的磁体类型来表明 MRI 设备的类型,目前有常导型、超导型与永磁型三种类型的磁体。

1. 常导电磁体　线圈由铜、铝线绕成,磁场强度可以达到 0.15~0.3T,均匀度可以满足 MR 成像的基本要求,但是耗电量大。

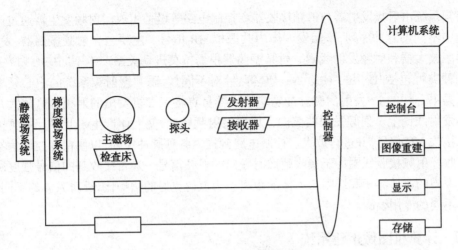

图 1-3-1　MRI 系统结构图

2. 永磁体　由磁性物质制成的磁砖所构成,质量较重,磁场强度偏低,磁场强度可以达到 0.4T,磁场均匀度可满足基本要求,且使用这种磁体价格相对低廉且无复杂的附加设备。

3. 超导磁体　线圈由铌钛合金线绕成,磁场有 0.5T、1.0T、1.5T、3.0T 等,用液氦冷却,均匀度很高,但造价较高。由于超导磁体的高场磁共振能提供较强的成像信噪比,能够反映出 BOLD 效应造成的磁共振信号微弱变化,所以,通常在精神影像检查和研究中,应该采用 3.0T 甚至以上场强的磁共振成像仪。

二、梯度场系统

梯度系统包括产生梯度磁场的梯度线圈和相关的电路。其功能是系统提供线性度满足要求的,可快速开关的梯度场,对磁共振信号进行空间编码,决定层面位置和成像层面度;在梯度回波和其他一些快速成像序列中,梯度场的翻转还起着射频激发后自旋系统的相位重聚,产生回波信号的作用;在成像系统没有独立的均场线圈的场合,梯度线圈可兼用于对磁场的非均匀性校正,因此,梯度系统是 MRI 设备的核心部件之一。

梯度场系统产生的磁场强度仅有主磁场的数百分之一,为人体磁共振信号空间定位的三维编码提供了可能。这个系统共有三个线圈,产生 x、y、z 三个方向的梯度场,并由驱动器在扫描过程中快速改变磁场的方向和强度,形成了任意方向的梯度场,快速完成三维编码。梯度系统不仅从扫描速度上,也从空间分辨率上限制着整个 MRI 系统性能的改善。另一方面,它的性能还同扫描脉冲序列中梯度脉冲波形的设计有关,一些复杂序列的实现也取决于梯度。系统对梯度的要求概括起来就是梯度场强、切换率及爬升率和易于控制。特别是对于需要动态采集脑功能影像的磁共振设备,由于磁共振快速图像信号的采集是依赖于快速切换梯度的平面回波成像序列,对梯度的强度切换率及爬升率都有很高的要求。

三、射频系统

在磁共振成像设备中,射频系统负责实施射频(radio frequency, RF)激励并接收和处理射频信号,即 MR 信号。射频系统不仅要根据不同扫描序列的要求编排组合并发射各种翻转角的射频脉冲,还要接收成像区域内共振核的磁共振信号。磁共振信号只有微伏(μV)的数量级,因而射频接收系统的灵敏度、放大倍数、抗干扰能力都要非常高。

射频系统由射频发射器与射频接收器和控制电路等设备组成。射频发生器通过产生临床检查中不同的脉冲序列，来激发人体内共振核 MR 信号。主要包含射频振荡器、发射门、脉冲功率放大器和射频发射线圈。射频振荡器根据拉莫进动关系产生不同中心频率（磁共振核的种类可包括 ^1H、^{31}P、^3He、^{23}Na、^{13}C 等，针对不同核，磁共振射频系统的中心频率和射频线圈是不一样的）。发射门和脉冲功率放大器负责将工程机发出的射频信号放大并加载于射频发射线圈上。射频发射线圈向人体发射射频脉冲，使人体产生磁共振。射频接收器则用来接收 MR 信号，并进行放大。控制电路则提供各种脉冲序列，以便精确控制信号的发送和接收。射频接收线圈用于接收弛豫时发出的射频信号。通常接收到的信号强度决定于接收线圈内的有效容积和线圈与人体的距离。为取得更好的信噪比，针对人体的不同部位，设计有不同的专用线圈。

四、计算机图像重建系统

这部分设备的作用与 X 射线 CT 中的计算机图像重建部分相似。首先接收射频接收器送来的信号，经模数转换器（A/D Converter）把模拟信号转变成数字信号，然后送入计算机中存储然后进行累加运算。经过累加运算后的 MR 信号采用二维傅里叶变换进行处理，得到具有相位和频率特征的 MR 信号。然后根据观测层面各体素的空间对应关系，经计算机运算与处理，得出了层面图像数据，就完成数字图像的重建工作。最后经过 D/A 转换，添加到图像显示器。按照信号的大小用不同的灰度等级显示出所想观测的层面图像。

五、精神影像的专用设备

直观的以人体内部结构成像为主的磁共振不能满足精神影像的需求。进行精神影像检查除了上述所说的磁共振成像必需部件以外，还需要能够进行脑功能磁共振成像的额外设备。功能磁共振技术基于不同的生理学原理可分为任务态 fMRI 和静息态 fMRI，其中任务态 fMRI 需要在成像时通过某种刺激装置给受试者呈现设计好的刺激任务，进而得到受试者对该刺激的脑激活图。这就要求除处理基本的成像设备与脉冲序列外，还要有能够提供刺激的装置。另外，刺激呈现还要具有较高的时间分辨率，并且要和功能图像采集实现精确的时间同步，所以也需要有与磁共振成像进行时间同步的接口，甚至人机互动的接口。引发人脑功能活动主要是通过对人的感官系统进行刺激来进行，可实现的五种基本感官包括视觉、听觉、嗅觉、味觉和皮肤触觉，都可以通过相应装置施加特定刺激作用。在精神影像的检查和研究中，因为在人类受到的外界神经刺激中视觉刺激占了绝大部分，进入大脑的信息 70% 以上是通过视觉系统接收的，视觉系统的刺激可以通过文字、图片、动画传达给人具体、直观、丰富的信息，作为探索大脑的记忆、思维、情感等高级功能，也是针对性诱发精神障碍状态下大脑特异响应活动的手段，因此通常精神影像所采用的主要是视觉刺激这一模式。

精神影像磁共振所使用的视觉刺激装置常见的有反射式和直视式两种。反射式刺激装置的实现通常利用磁共振兼容的投影仪，将计算机产生的视觉刺激内容，也就是图片或视频显示在磁体腔前面或后面的投幕布上，或者直接显示在磁共振兼容的 LCD 显示屏上，幕布或显示屏上的画面通过固定在头部线圈上的棱镜或平面镜将其反射到受试者的视野中。这种方案构造比价简便，实现成本相对较低，所以被 fMRI 设备供应商应用广泛。但是，由于头线圈放置反射镜的空间区域较小，受试者容易受到干扰，实验时间较长时，受试者容易走神,视线偏离屏幕,降低实验的可靠性。同时,这种方式由于画面难于实现左右眼分视,所以无法实现 3D 的视觉呈现效果。直视式视觉刺激装置使用光纤传像束传导视觉刺激的画面。光纤传像束由玻璃纤维或塑料制成,通过特殊的投射装置将画面实像投射到光纤传像束的输入端,通过特制的无磁直角目镜对另一端进行观察,可以使受试者直接通过贴近眼睛的镜筒观看画面。由于目镜镜筒对周围视野的遮蔽,避免了其他无关刺激的干扰,提高了实验可靠性。但是此方案结构复杂,技术难度较大,成本较高。此外,为了提高任务态 fMRI 实验的可靠性,获得除影像外更多的信息,可以采用磁共振兼容的眼动系统。眼动系统利用红外照明在眼球虹膜上形成的反射斑和瞳孔的位置,可以实时地监视受试者眼睛的视线,一方面获得跟精神障碍有关的眼动行为的信息,另一方面也可监视受试者对视觉刺激接受的情况。

目前,配合磁共振的商用视觉刺激装置产品很多,国内外都有供应商,实验室和医院可独立于磁共振设备采购后安装配合磁共振使用。除了反射式视觉刺激仪,过去基本由国外高端 fMRI 设备供应商提供的直视式磁共振兼容视觉刺激仪在国内已经研制成功,部分指标达到国际先进水平。

第四节　磁共振成像的应用与发展

一、磁共振成像的优点及不足

磁共振成像已成为临床上重要的影像诊断技术,具有的主要优点有:

1. **多参数成像,可以提供更全面、精准的诊断信息**　参与 MRI 成像的因素丰富,不仅可以提供与 X 线、CT 相似的断层解剖学图像,还可以提供与病理、生化等相关的信息,在诊断疾病中具备诸多优势及应用潜力。除了氢核密度 ρ,弛豫时间 T_1、T_2 以外,MRI 还可以提供组织内部血流、扩散、物质交换等情况。比如通过弥散加权成像技术,通过弥散梯度对测量水分子弥散,提供基于脑生理状态的信息,对诊断急性脑梗死的敏感性和特异性远高于其他成像手段。

2. **有极好的组织分辨力,特别是精神影像主要的检查对象人脑**　和 CT 相比,一些由软组织构成的器官 X 射线线性吸收系数相近,但磁共振横向和纵向弛豫时间存在差异,所以磁共振成像对软组织有很好的分辨力。特别是对大脑灰白质的对比度分辨能力:CT 基本上不具备灰白质分辨能力,而磁共振对比非常明显,图像可用于脑区的分割。

3. **安全可靠,无电离辐射**　在完成 MR 成像的磁场强度范围内,对人体健康不会带来不良影响,也就是说是一种非损伤性检查。如今全球每年至少有 6 000 万病例利用磁共振成像技术进行检查。

4. **扫描(层面)方向灵活**　可以作横断面、冠状面、矢状面,任意方向的斜切面等的断层扫描。目前,在神经系统疾病的检查当中,MRI 能获得脑和脊髓的立体图像,不像 CT 那样一层一层地扫描而有可能漏掉病变部位。通过调节磁场可自由选择所需剖面。能得到其他成像技术所不能接近或难以接近部位的图像。对于椎间盘和脊髓,可作矢状面、冠状面、横断面成像,可以看到神经根、脊髓和神经节等。不像 CT 只能获取与人体长轴垂直的横断面。

但是,MRI 也有所不足,其主要表现为:扫描时间相对较长;空间分辨能力不够理想,很多病变单凭 MRI 仍难以确诊,不像内镜可同时获得影像和病理两方面的诊断;对胃肠道的病变不如内镜检查;对骨皮质病灶以及钙化灶等的检出敏感度不如 CT;MRI 征象的特异性常常还不够理想(多有重叠)等;对肺部的检查不优于 X 线或 CT 检查,对肝脏、胰腺、肾上腺、前列腺的检查不比 CT 优越,但费用要高得多;并且对装有心脏起搏器、义齿、人工关节等,体内留有金属物品者不宜做 MRI 检查。相对与其他部位或器官,神经系统的影像检查首选 MRI。

另外,不适当的应用 MRI 系统也可能对人体造成伤害。主要包括以下方面:强静磁场,在有铁磁性物质存在的情况下,不论是埋植在患者体内还是在磁场范围内,都可能是危险因素;随时间变化的梯度场,可在受试者体内诱导产生电场而兴奋神经或肌肉,外周神经兴奋是梯度场安全的上限指标,在足够强度下,可以产生外周神经兴奋(如刺痛或叩击感),甚至引起心脏兴奋或心室震颤;射频场(RF)的致热效应,在 MRI 聚焦或测量过程中所用到的大角度射频场发射,其电磁能量在患者组织内转化成热能,使组织温度升高。RF 的致热效应需要进一步探讨,临床扫描仪对于射频能量有所谓"特定吸收率"(specific absorption rate,SAR)的限制。MRI 运行过程中产生的各种噪声,可能使某些患者的听力受到损伤。虽然 MRI 对患者没有致命性的损伤,但还是给患者带来了一些不适感。

二、磁共振成像的发展和前景

磁共振成像是一种革命性的医学诊断工具,相对于其他影像技术出现较晚,但该技术除了提供人体内部结构的成像,还可提供大量反映生理生化信息的多参数,多模态图像,体现出其无可比拟的优越性。近几年来,磁共振成像诊断技术的研究一直在不断扩展及延伸,检查适应证范围逐渐拓宽,检查技术正逐渐完善、精进,诊断的敏感性和特异性也不断提高。

磁共振成像技术近年来的进展主要体现在两个方面,一是扫描速度提高、获得更高的分辨率和更多的生化信息。特别是快速变化的梯度磁场的普遍使用,加快了磁共振成像的速度,使该技术在临床诊断、科学研究的应用成为现实,极大地推动了医学、神经生理学和认知神经科学的迅速发展。而多线圈并行成像技术的应用,压缩感知减少 K 空间采样技术的推广,使过去需要数十分钟甚至数小时的检查能够在数分钟之内完成,给实验和患者带来极大的方便。二是磁共振成像分辨率的提高。目前磁共振图像的分辨率已达到了 1.0mm 左右,配有各种相控阵接收线圈,它的空间分辨率已达到先进的 X 射线、CT 的分辨率。而随着场强的提升(目前国内已经有 7T 磁共振成像仪装机),更高的分辨率甚至被称为磁共振显微成像的技术已经出现。

随着上述研究的发展,在物理学、计算机工程学及临床医学(特别是医学影像学)等专家的共同努力下,磁共振成像将会有更强大的功能在更广阔的领域里发挥作用。

(幸浩洋)

参考文献 >>>

1. 李宾中 . 医学物理学 . 第 2 版 . 北京:科学出版社,2016.
2. 吉强,洪洋 . 医学影像物理学 . 第 4 版 . 北京:人民卫生出版社,2017.

3. Ogawa S, Lee T M, Kay A R, et al. Brain magnetic resonance imaging with contrast dependent on blood oxygenation. Proceedings of the National Academy of Sciences, 1990, 87（24）: 9868-9872.

4. Schonberg T, Pianka P, Hendler T, et al. Characterization of displaced white matter by brain tumors using combined DTI and fMRI. Neuroimage, 2006, 30（4）: 1100-1111.

5. 杨晓冬. 功能磁共振成像自动刺激装置研究进展. 中国医疗设备, 2013, 28（01）: 1-8.

第二章

磁共振成像基础

本章主要介绍磁共振成像的基本物理知识,同时,为帮助理解后述磁共振成像中脉冲序列的原理[1],对自旋回波序列(spin echo, SE)、梯度回波序列(gradient recalled echo, GRE)以及平面回波序列(echo-planar imaging, EPI)三个主要的基础序列进行了较为详细的介绍。

第一节 自旋和进动

物质组成的基本单位是原子,原子又由原子核与核外电子组成。原子核有一个重要的属性叫作自旋。自旋是产生磁共振现象的基础,为便于理解,在经典理论中我们把它看作原子核绕自身轴旋转引起的现象。但这只能帮助我们理解自旋这一现象,定量的描述还需要用到量子力学。因原子核具有质量和大小,因此可用自旋角动量描述原子核的自旋。原子核自旋角动量用 L 表示,根据量子力学的规则,其取值是量子化的。我们用自旋量子数 I 来表征 L 的量子化即 $L=Ih/2\pi$,对于质子、中子、电子它们的 $I=1/2$。但是原子核的自旋量子数不是质子、中子自旋量子数的简单叠加,对于 $^2H_1$ 其 $I=1$,对于 $^1H_1$ 其 $I=1/2$,其更具体的确定关系见表 2-1-1。

表 2-1-1 原子核自旋量子数确定关系

质子数	中子数	原子核自旋量子数
奇数	偶数	半整数
偶数	奇数	半整数
奇数	奇数	整数
偶数	偶数	0

目前,应用于医学成像的核主要为 ^1H 核,也就是质子,其自旋量子数是 1/2。在量子力学里,除角动量大小是量子化外,核自旋角动量也是具有空间量子化性质的,也就是说 L 在外磁场方向(z 方向)的分量 L_z 也仅能取一系列不连续的值:

$$L_z = m_I \hbar \qquad (式 2-1-1)$$

其中 $m_I = I, I-1, I-2, \cdots, -I$,是核自旋的磁量子数,总共有 $2I+1$ 个可能的值。

据电磁理论自旋的原子核会产生环形电流,效果类似于一个小磁体,因而具有磁矩,也就是核磁矩,与自旋角动量关系是:

$$\mu = \gamma L \qquad (式 2-1-2)$$

式中 μ 为对应的磁矩;$\gamma = ge/2m_{NC}$ 叫作旋磁比,为原子核的固有特征值,其中 g 为该原子核的 g 因子，e 为电荷大小，m_N 为核子质量，c 为光速。不同种类的原子核，γ 的大小是不同的。如 ^1H 的 γ 是 42.58MHz/T，^{31}P 的 γ 是 17.24MHz/T，^{23}Na 的 γ 是 11.26MHz/T。

在经典力学当中，如果具有角动量的物体受到一个力矩作用时，角动量便会发生改变。若力矩与角动量始终垂直，角动量大小保持不变，方向发生连续变化，则表现为角动量矢端沿一圆周进行旋转，合起来表现是沿自身轴旋转的同时又沿着另一个轴做旋转运动，把这种运动称为进动（procession），也称为旋进，例如旋转陀螺在地球引力场中的运动。

若把原子核置于外部静磁场 B_0 中，在外部磁场的作用下，自旋核就会受到一个和核磁矩方向垂直的力矩，所以原子核在自身旋转时又会以 B_0（外磁场）为轴进行旋进。其旋进圆频率 ω，被称为拉莫尔频率（1armor frequency），其频率的大小与外磁场强度成正比，由拉莫尔方程决定：

$$\omega = \gamma B_0 \qquad\qquad （式 2-1-3）$$

式中 γ 为旋磁比。

由拉莫尔方程可以知道对于同一种原子核，外部磁场越强，原子核进动的频率越高。而对于不同种类的原子核，在相同的外部磁场当中，γ 不同，原子核进动的频率也不相同[2]。

磁共振的检测样品通常含有大量的原子核，因此需要从宏观的角度来观察磁共振的过程与信号的产生。对于前面所说的核磁矩，在原子核处于无外加磁场的情况下，核磁矩的方向是随机分布的，矢量和为 0。当原子核处于外部静磁场 B_0 中，各个核磁矩将围绕外磁场方向做拉莫尔进动。由于量子力学和热力学的原因，核磁矩 μ 会逐渐趋向与 B_0 平行或者反平行的方向，且与外场平行部分比反平行部分要多。这一差异与温度和静磁场强度有关。例如在常温下 1.5T 的磁场中前者比后者要多 0.01‰。在单位体积内，这一部分的数目差异形成了磁化强度矢量 M。同时非常重要的一点是无论磁矩最终趋向平行或是反平行它们都不会和 B_0 完全重合而是存在一个小角度 θ。在垂直磁场的方向上各个磁矩的水平分量相位各不相同因而抵消，从宏观上看水平方向不显磁性。因而净宏观磁化矢量只有与 B_0 平行的分量 M_0。根据磁化强度矢量的定义，可知：

$$M = \sum \mu_i \qquad\qquad （式 2-1-4）$$

其中求和遍及单位体积。在无外磁场中，不表现宏观磁矩，即 $M = \sum \mu_i = 0$。在外磁场中，核磁矩分布具有一定的方向性，即 $M = \sum \mu_i \neq 0$。

第二节　磁共振现象的发生与磁共振弛豫过程

依据经典电磁理论，物质处于静磁场中会被磁化，即在磁场方向产生磁性，其磁化强度矢量与原子核的自旋磁矩和外层电子分布有关。同时依据量子物理原理，在外磁场作用下原来的能级分裂成 $2I+1$ 个能级，称为塞曼分裂（I 是核自旋量子数）。磁矩与主磁场相互作用能称为位能，如下面公式所示：

$$E = -\mu B_0 = \frac{-h\gamma B_0 I_z}{2\pi} \qquad\qquad （式 2-2-1）$$

式中 E 是位能，I_z 取值为 $I, I-1, \cdots, -I+1, -I$。相邻能级间能量差为：

$$\Delta E = \frac{h\gamma B_0}{2\pi} \qquad\qquad （式 2-2-2）$$

M_0 与静磁场方向平行且不是振荡磁场，所以无法单独检测出来。若采用与拉莫尔频率

相同的射频脉冲 B_{RF}，从能量的角度来看这就使主磁场中的原子核吸收射频场（RF）能量跃迁到高能级并且在 RF 磁场作用下趋于同步同相的运动，从而在横向 x–y 平面会形成横向磁化矢量 $\mathbf{M}_{xy}$。B_{RF} 垂直于 z 轴，核磁矩 μ 在 x–y 平面内以拉莫尔频率绕 x 轴旋转。B_{RF} 的频率 v 与能级间能量差应满足：

$$v = \frac{\Delta E}{h} = \gamma B_0 / 2\pi \qquad\qquad （式 2-2-3）$$

可知，射频磁场的圆周频率 ω_{RF} 等于或接近磁矩的拉莫尔频率 ω_0，即：

$$\omega_{RF} = 2\pi v = \gamma B_0 = \omega_0 \qquad\qquad （式 2-2-4）$$

共振吸收后，使整体的原子核中处于高能态和低能态的数目已经发生了变化，$M-$ 和 $M+$ 在 z 轴方向的差值 M_z 将会变小。同时，在射频磁场 B_1 下，每个核磁矩的旋进会发生相位相干，可以理解是处于各能级的核磁矩旋进相位会变得一致。这时的 M 的水平分量 M_{xy} 不再是 0。从宏观效果上来看，可以看作是宏观磁矩 M 在射频磁场 B_1 作用下会围绕 B_1 偏转一定的角度。如果偏离的为 α 角，就称产生射频磁场所加的脉冲为 α 脉冲，如图 2-2-1。如果 M 偏离的角度是 90°，是 $\frac{\pi}{2}$ 脉冲；如果对核系统加上一个是 π 脉冲，在原来 M 沿 z 轴的情况下，就会转到 z 轴的负方向，取决于射频脉冲的强度与持续的时间[3]。

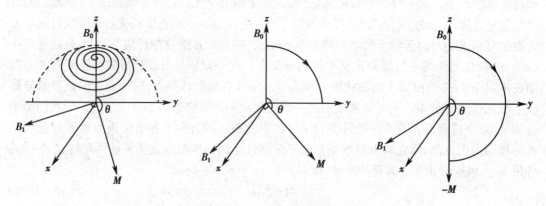

图 2-2-1 MRI 射频脉冲

从左至右分别是 α 角使 M 产生 α 角的偏离、$\frac{\pi}{2}$ 脉冲、π 脉冲

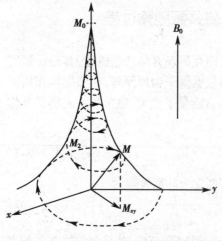

图 2-2-2 磁化强度矢量的弛豫过程

当射频脉冲作用停止后，核磁矩摆脱了射频场的影响，而只受到主磁场 B_0 的作用，这时所有的核磁矩逐步向原来的热平衡状态恢复，在恢复的过程中会把吸收的能量以电磁波形式发射出去，称作共振发射。这种恢复不是立即完成的，而是慢慢进行最后回到了平衡的位置，其过程被称为弛豫过程（relaxation process）。

进一步分析弛豫过程的情况，以 90° 脉冲后的弛豫过程作为例子。如图 2-2-2 所示，随着原子核中处于高能态与低能态数目的分布向平衡状态的恢复与各核磁矩旋进相位的分散，从各矢量的大小来看，M_z 会逐渐增大，而 M_{xy} 则逐步减小。整体上来看就

像宏观磁矩 M 逐渐绕回到 z 轴的方向。

　　根据 M_{xy} 与 M_z 变化原因的不同，我们把这一过程分成是两种独立的弛豫。随着 Mo 逐步回到平衡位置，M_{xy} 逐渐减小，而 M_z 则是逐渐增大的。一般把 M_{xy} 的减小的过程称为横向弛豫过程（transverse relaxation process），而把 M_z 恢复的过程称为纵向弛豫过程（longitudinal relaxation process）。这两种情况对应不同的能量交换机理。M_{xy} 的衰减对应着相位分散的过程，从能量角度可以理解成是一个同种核互相交换能量的一个过程，所以也称自旋-自旋弛豫的过程（spin–spin relaxation process）。M_z 的恢复过程是把共振吸收的能量释放给周围物质，所以也被称自旋-晶格弛豫过程（spin–lattice relaxation process）。

　　外加射频脉冲磁场停止作用后，随着时间推移，M_z 增大而 M_{xy} 减小，就是说它们都是时间函数，都拥有各自的变化规律。M_z 与 M_{xy} 向平衡位置恢复和衰减的速率与它们离开平衡位置的程度是成正比的。对 90° 的激励脉冲来说，这两个量的时间导数可以写成是

$$\frac{\mathrm{d}M_z}{\mathrm{d}t}=\frac{M_z-M_0}{T_1}\ \text{（式 2-2-5）和}\ \frac{\mathrm{d}M_{xy}}{\mathrm{d}t}=-\frac{M_{xy}}{T_2}\ \text{（式 2-2-6）}$$

式中负号表示弛豫过程与共振过程相反，解上述方程得到

$$M_z=M_0(1-e^{-t/T_1})\ \text{（式 2-2-7）和}\ M_{XY}=M_{xymax}e^{-t/T_2}\ \text{（式 2-2-8）}$$

　　由此可知，磁化强度矢量 M 的 z 分量按指数规律增长而趋近于平衡值 M；M 在 xy 平面上分量 M_{xy} 随着时间按指数规律衰减到零。变化情况如图 2-2-3 所示。式中 T_1、T_2 是描述 M_z 与 M_{xy} 增长和衰减快慢的特征量，分别是达到 M_z 最大值的 63% 与减小 M_{xy} 最大值 37% 的时间，被称为纵向、横向弛豫时间[3]。

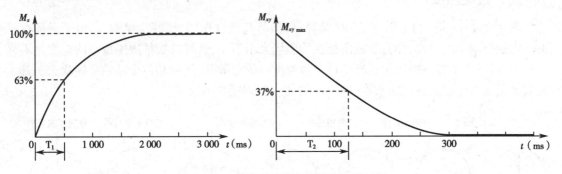

图 2-2-3　纵向弛豫时间和横向弛豫时间

第三节　磁共振信号

　　横向弛豫引起线圈中磁通量的改变，由电磁感应的知识可知，闭合线圈内部磁通量发生变化将引起感生电动势，这样就在接受线圈中产生交变感应信号，也就是磁共振信号。从产生信号的机制来讲，成像用的磁共振信号主要有三类：一是自由衰减信号，二是自旋回波信号，三是梯度回波信号。

一、自由衰减信号

　　磁化强度矢量在 RF 的作用下翻过一定的角度，RF 消失后它在 B_0 作用下以角速度 ω_0 做进动恢复过程中，磁化强度水平方向的分量将引起接收线圈磁通量的变化而产生的信号。

该感应信号的频率也为 ω_0，它主要体现了 $\mu_{\perp}$ 的变化，由于弛豫对 $\mu_{\perp}$ 的影响使得 $\mu_{\perp}$ 按照指数衰减，感应信号振幅也按指数衰减到零。从前几节中我们知道在静磁场 B_0 中原子核将被磁化形成磁化矢量 M_0，M_0 平行于磁场方向。在施加 RF 脉冲后 M_0 偏离原方向，而在一段时间后 M_0 又会回到原始方向。如在 90° 脉冲作用下 M_0 转过 90° 角，从 z 方向转到水平方向，并在 B_0 作用下以角速度 ω_0 做进动，并在接收线圈中产生感应信号，此信号即为自由衰减信号（free induction decay，FID）（图 2-3-1）。

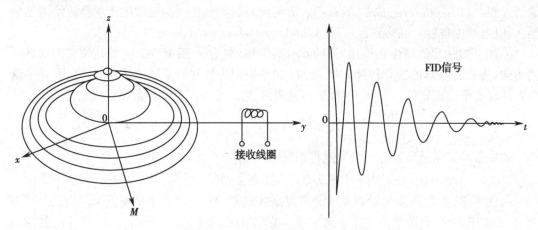

图 2-3-1　自由衰减信号的产生与采集

二、自旋回波

图 2-3-2 中，第一 RF 脉冲为 90° 脉冲，对样品起激励作用，使其产生 M_{xy}。由于磁场存在一定的空间不均匀性，即自旋核所处在的磁场大小不一，这样自旋核磁矩旋进的速度是不一样的，造成自旋核磁矩相位比理论横向弛豫更快的分散开，达到相位全部错乱的状态。其宏观效果就是使宏观磁矩的水平分量 M_{xy} 在水平面内很快的衰减。

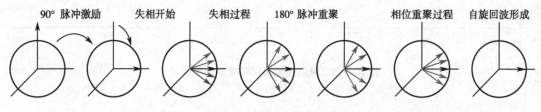

图 2-3-2　射频脉冲的作用

为消除磁场不均匀的干扰，在 90° 脉冲后经过 τ 时间，再施加一个角度为 180° 脉冲，如图 2-3-2 所示，180° 脉冲使得处于前面旋进速度快的核排到了后面，而后面的核排到了前面。但旋进速度的大小和方向是不变的，故原来散开的核磁矩又重新地聚集起来，于是 M_{xy} 从零开始增大，但达到最大后又分散开，后又成为零。这段时间称为自旋的回波时间，用 TE 表示，接收到的这个信号被称为自旋回波信号。经过一定时间再施加一个 180° 脉冲，这种散开和重新聚集的过程就会重复，并发出新的自旋回波信号。由于利用了 180° 脉冲抵消的只是磁场不均匀影响，反映了样品特性的横向弛豫时间 T_2 不受 180° 脉冲的影响，所以每次回波信号的幅度随时间 t 的变化并以 T_2 时间常数衰减，纵向磁化的时间常数按指数的规律恢复到 M_0。

三、梯度回波

如前面 FID 信号所示,核磁矩在 RF 激发后立即开始散相,如果人为的再添加一个磁场梯度,使磁场的不均匀程度更大,那么就会进一步加速 T_2^* 衰减,经过一段时间,将磁场梯度翻转。之前磁场强度较低的地方反过来具有较高的磁场强度,之前旋转得慢的原子核就旋转得更快了。相应地,之前磁场强度较高的地方反过来具有较低的磁场强度,之前旋转得快的原子核就旋转得更慢了。经过一定时间,之前的失相位就会被抵消,不同位置处的原子核相位重新同步,它们的磁化向量的方向分布更集中,这些向量之和的幅值就逐渐增大了。此时测得的信号就是一个梯度回波信号。如图 2-3-3 所示。第一个梯度称为预散相梯度或补偿梯度,将横向磁化强度分散,使自旋散相读数梯度场在 TE 后减少散相,磁化矢量逐步同相,形成梯度回波[3]。

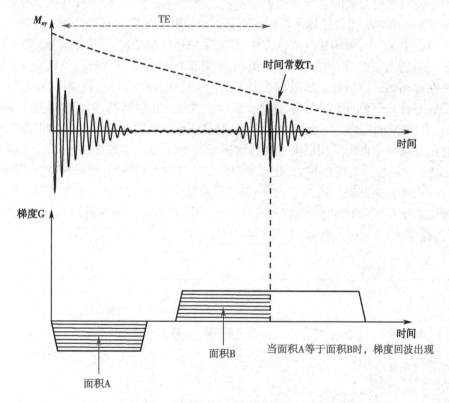

图 2-3-3　梯度回波信号的产生

由于梯度场翻转比 RF 脉冲快,梯度场翻转形成回波比 180° RF 脉冲形成回波快。这样可以缩短梯度回波脉冲序列的 TR,从而减少扫描时间。但是当 TR 小于组织的 T_1 时,可能导致纵向弛豫恢复不充分,下一次激发时 M_0 仍较小,产生的回波信号强度小。为避免这种情况,可降低 RF 脉冲的翻转角。

四、激励回波

当一系列三个或更多的 RF 脉冲使用时就会产生回波(或称为受激回波)。每个受激回波至少由三 RF 脉冲的影响而形成。第一个脉冲把磁化强度旋转到水平,核自旋在水平平面散开。第二个脉冲使磁化强度平面旋转到与 z 轴平行。沿着 z 轴的分量接 T_1 弛豫衰减，在 x–y 平面分量进行 T_2 弛豫。第三个脉冲使磁化强度由 z 回到 x–y 平面，在第二个脉冲之前的相散经过另一个 TE/2 后重聚，这就形成了激励回波。前两个脉冲之间的时间间隔与第三个脉冲到激励回波的时间间隔一样。由于激励回波成像中应用相对较少，所以这里不给予详细介绍。

第四节　磁共振成像的空间编码与 K 空间

要利用磁共振信号进行成像，就需要对产生体素的空间位置编码，即将采集的信号与空间体素一一对应。体素的空间位置编码是用磁场值来标定受检体共振核的空间位置，其理论基础是决定自旋角动量在磁场中旋进频率拉莫尔公式 $\omega=\gamma B_0$。由拉莫尔公式知，梯度磁场的作用是使沿梯度方向的自旋质子处于不同的磁场强度中，因而具有与质子所处位置相关的共振频率。磁共振图像重建最常用方法是二维傅里叶变换（2D FT）和三维傅里叶变换（3D FT）。在 2D FT 中，采用梯度成像方法，首先采用梯度磁场在 z 方向作层面选择，接着采用梯度磁场对所选层面沿 y 方向作相位编码，最后采用梯度磁场对所选层面沿 x 方向作频率编码并在此期间读出信号。如果在选层方向上也适用梯度进行相位编码，再在每一选层编码梯度后进行一个平面数据采集，这样完成两个方向的相位编码，则可以得到三维傅里叶变换（3D FT）的空间编码。下面以 2D 傅里叶变换法成像来进行更详细的空间编码介绍。

空间位置编码中首先采用层面选择梯度磁场 B_z 标定层面位置 Z，使组织内质子的共振频率与 z 轴方向的位置成线性相关，此时发射特定频率的射频脉冲，则只有对应于那个频率的平面内的质子发生共振。需注意的是，在实际情况中一个射频脉冲激发的层面厚度与层面选择梯度大小和射频脉冲的带宽有关，当带宽一定，梯度越大激发的层面越薄；梯度大小一定，带宽越窄，激发的层面越薄，如图 2–4–1 所示。

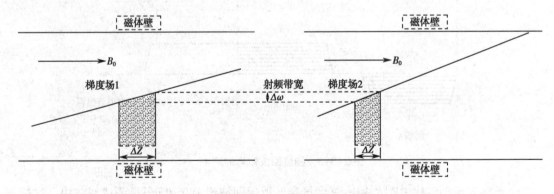

图 2–4–1　射频脉冲与梯度磁场的定位与层厚

通过一定频率的 RF 脉冲在 z 方向选取出一个层面，但仍需对这一层面上的 x、y 方向编码。因为所选层面中的所有自旋核的核磁矩与激励脉冲结束瞬间处于同一相位，此时在 y 方向施加线性梯度磁场 B_y，由于不同 y 轴位置的自旋核所处磁场强度线性变化，核磁矩的进动频率沿 y 轴线性变化，经一定时间后，核磁矩的相位将与 y 轴位置线性相关。因此 B_y 也叫相位编码梯度磁场，其作用使某一层面内质子沿 y 轴产生与位置相关的进动频率，最终使得相位与 y 轴位置一一对应。B_y 撤销后，自旋核磁矩间在 y 方向存在一个因相位编码梯度磁场形成的相位差,此时在 x 方向施加一个线性梯度磁场 B_x,使自旋质子沿 x 轴具有不同共振频率,从而产生具有不同相位(每一初相位对应同一 y 坐标上的自旋核)不同频率(每一频率对应同一 x 坐标上的自旋核)信号。B_x 使沿 x 轴的空间位置信号被编码而具有频率特征因此叫作频率编码梯度磁场。激发原子核的信号在 B_x 作用期间读出,读出时间一般是 $5\sim30\text{ms}$。频率编码与相位编码如图 2-4-2 所示:

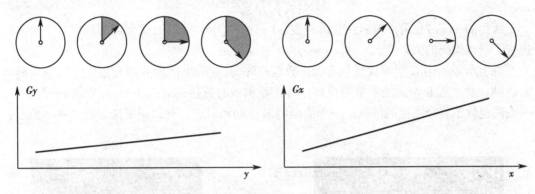

图 2-4-2　频率编码与相位编码

虽然 x、y 方向的梯度磁场可以一一定位所选层面的每一个体素,但是,对一次 MR 信号读出来讲,只能预先施加一个相位,不能够满足在 y 方向进行傅里叶变换的要求。为完成傅里叶变换法需要的足够信息,必须重复多次相位编码及测量,且每一次所施加的相位编码幅度不同。这样才可能得到一个层面完整的信号。MR 信号采集后,利用 2D 傅里叶变换,将所采集的空间频率信息与空间位置信息进行转换,就是傅里叶变换法的磁共振成像过程。

上面描述了在三个方向上的空间编码。综合起来,磁共振成像过程如下:通过施加 RF 射频脉冲及 x、y、z 三个方向的梯度磁场,对待扫描层面的磁共振信号进行空间编码,并填充到 K 空间的对应位置后进行傅里叶变换,得到最终图像。以上所描述的空间编码与数据采集方式也叫作磁共振图像的傅里叶重建法。

为了快速引入 K 空间的概念,我们先直接定义:

$$k(t)=\frac{\gamma}{2\pi}Gt \qquad\qquad （式 2-4-1）$$

式中 γ 为旋磁比,G 为外加梯度场。

考虑 G 是时间的函数,那么式 2-4-1 可以写成更加普遍的形式

$$k(t)=\frac{\gamma}{2\pi}\int_0^t G(t')\,\mathrm{d}t' \qquad\qquad （式 2-4-2）$$

那么在 $90°$ RF 激发样品后,施加梯度场 $G(t)$ 后再旋转坐标系下我们可以将自由感应衰减信号表示为:

$$s(t)=M_\perp e^{i\gamma G\cdot rt}e^{-t/T_2}=M_\perp e^{i2\pi k(t)\cdot r}e^{-t/T_2} \qquad\qquad （式 2-4-3）$$

k 被叫作傅里叶波数或者空间频率。若梯度 G 为常数,则 k 只与时间有关而与空间位置没有关系,因而可以把 K 空间看做是时域空间,同时 k 本身的物理含义为空间频率,所以在 MRI 可以说 K 空间是时域和空间域的混合,有 $s(t)=s(k)$。回波产生的信号经过数字化采集后存储在 K 空间,每个脉冲序列重复时间(TR)内采集的回波信号可以首先进行傅里叶逆变换(IDFT),K 空间所有行的信号采集完成后先做行傅里叶逆变换再做列傅里叶逆变换,经过上述二维傅里叶逆变换后即可得到 MR 图像。这就是前面所说的傅里叶变换法,将

其写成表达式为：

$$s(t) = \int \rho(r) e^{i\gamma G \cdot rt} \mathrm{d}r = \int \rho(r) e^{i2\pi k \cdot r} \mathrm{d}r \qquad （式2-4-4）$$

上式表明对 $s(t)$ 进行傅里叶逆变换就可以得到 $\rho(r)$。

同时我们注意到式2-4-4得到的是时域信号，其傅里叶变换 $S(\omega)$ 即为频率域的信号：

$$S(\omega) = \int s(t) e^{-i2\pi kr} \mathrm{d}t \qquad （式2-4-5）$$

所得的 $S(\omega)$ 也可以对应到自旋密度 $\rho(r)$ 的空间分布图像，这是因为我们对空间区域进行了频率编码的关系[4]。

综上所述所谓 K 空间就是包含 MR 数据的阵列，它的坐标轴分别为相位编码轴与频率编码轴。要注意 K 空间的数据与空间位置的数据没有直接的对应关系，K 空间的每一行每一点都包含了整个图像的信息。一个典型的 K 空间和对应的磁共振图像如图2-4-3所示：

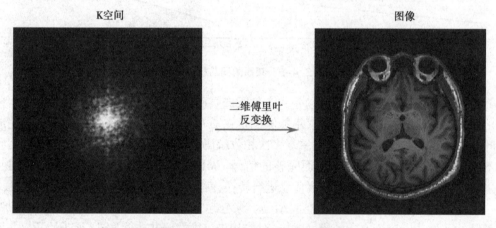

图 2-4-3　K 空间和对应的磁共振图

K 空间的横轴为 k_x 表示频率编码，纵轴为 k_y 表示相位编码。因而对应的列数 N_x 为取样点的数目，行数 N_y 为相位编码步数。由于一个回波一般对应一次相位编码，所以只能填充一行 K 空间数据。K 空间的点与每个取样点一一对应，K 空间的行与相位编码梯度对应，K 空间的列则对应了取样时间，行与行之间的时间差即为 TR。由前述可知数据采集的过程可以视作填充 K 空间的过程，对于标准的自旋回波（SE）序列，各行的填充没有特别的要求，可以任意填充，一般按照从上往下的顺序填充即从梯度的正向极大值到反向极大值。填充完成的 K 空间即为一个数据矩阵，对这个矩阵进行逆傅里叶变换（ID FT）就可以重建出原来的物体的像。

K 空间上半部与下半部是共轭对称的。很容易理解，因为对于 K 空间的上下两部分它们施加的梯度大小相等方向相反，这一特性对很多特殊序列都有好处，比如部分 K 空间填充与非笛卡尔数据填充，如根据傅里叶变换的性质，K 空间可以部分填充，再利用共轭对称性进行未采集的数据进行处理，之后也进行傅里叶逆变换得到重建的图像。同时 K 空间还有一些其他的特点，比如 K 空间中心的信号属于图像信号的低频部分，比外围信号要高，这一部分决定了图像的对比度和轮廓而 K 空间外围的信号属于图像的高频部分，这一部分信号强度比较低，对应图像的细节[3]。

第五节　磁共振成像对比度和加权成像

MRI成像的对比度取决于成像对象的物理性质和成像方法与参数的选择。成像对象的物理性质一般指生物体组织在质子密度、T_1和T_2、组织的结构及运动状态等方面的差别。选择的成像方法和参数不同,主要是指脉冲序列和各脉冲序列成员之间的时间关系,它们的不同的会得到不同组织的对比度差别。合理地选择成像序列和时间参数可以很好地利用这些差别得到不同器官,不同组织或正常异常组织的对比度差异,使磁共振成像具备良好的软组织与病灶诊断能力。

主要对比度是依据人体组织质子密度、T_1和T_2的差别得到的。下面以自旋回波序列为例分别讨论三种不同加权图像及其成像参数的选择。

由磁共振理论,可以证明在自旋回波脉冲序列的作用下,MR信号幅度的变化符合以下规律:

$$A = A_0 \rho \left(1 - e^{-T_R/T_1}\right)\left(e^{-T_E/T_2}\right) \qquad (式2-5-1)$$

式中A_0是常数,ρ为氢核密度。下面分为三种情况进行讨论:

1. 当$TR \geqslant T_1$、$TE \leqslant T_2$时,式2-5-1可简化为

$$A = A_0 \rho \qquad (式2-5-2)$$

此时信号幅度只取决于氢核密度,故用这种信号获得的图像被称为氢核密度图像。在实际的操作中,典型数据是$TE \leqslant 30ms$,$TR \geqslant 1\,500ms$。

2. 当$TR \leqslant T_1$、$TE \leqslant T_2$时,式2-5-1可化简为

$$A = A_0 \rho \left(1 - e^{-T_R/T_1}\right) \qquad (式2-5-3)$$

此时信号幅度是由氢核密度和T_1决定,所以用这种信号获得的图像称为T_1加权图像。其中TR取得越短,A受T_1的影响就越大,则T_1加权也就越重。在获得这种加权图像的操作中,典型数据是$TR \leqslant 300ms$,$TE \leqslant 30ms$。

3. $TR \geqslant T_1$、$TE \geqslant T_2$时,式2-5-1可写成

$$A = A_0 \rho \left(e^{-T_E/T_2}\right) \qquad (式2-5-4)$$

此时信号的幅度决定于氢核密度ρ和T_2,用这种信号所获得的图像称为T_2加权图像。TE取得越长,幅度受T_2的影响越大,则T_2加权也就越重。在实际操作中获得T_2加权图像的典型的数据是$TE \geqslant 60ms$,$TR \geqslant 1\,500ms$[4]。

体内常见的水和脂肪在不同的加权模式下对比度是完全不同的。质子密度加权图像中,水和脂肪的质子密度都大,在图像中亮度较高,相反骨骼的质子密度很低,在图像中亮度几乎为0,图像是暗的。在T_1加权图像中,由于TE远小于T_2,脂肪T_2较小,信号衰减较多,所以水呈亮信号,脂肪是暗信号。在T_2加权图像中,选择较长的TR,即$TR \geqslant T_1$,同时选择较短的TE,脂肪T_1较短所以纵向弛豫恢复充分,水分子中的自旋因为纵向弛豫时间长而未能充分恢复,所以水成暗信号,脂肪为亮信号[4]。

第六节　自旋回波成像

前面介绍了自旋回波,下面结合空间编码介绍自旋回波成像序列和在自旋回波序列(简称SE序列)基础上发展的快速自旋回波成像序列及其衍生序列。所谓磁共振的脉冲序

列就是磁共振扫描时射频脉冲和梯度脉冲在不同时间顺序上的组合[4]。典型 2D 自旋回波序列如图 2-6-1 所示：

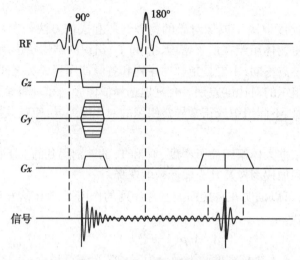

图 2-6-1 SE 回波成像序列

上图的水平方向轴线都代表时间。上方第一个轴线标记有 RF,代表的是射频脉冲。从图中我们可以看出脉冲有两个,第一个是 90°脉冲,第二个是 180°脉冲。在这两个脉冲作用下,如前所述,可以得到自旋回波信号。与两个射频脉冲对应的是两个 Gz 轴的选层梯度,其中前一个梯度后尾随有一个选层方向的复相脉冲。第二个选层梯度因为对应的是 180°重聚脉冲所以不需要这样一个复相。在 90°射频脉冲后还跟着 Gy 的相位编码梯度。由于在每一个相位编码步上梯度大小要发生变化,所以 Gy 通常都由虚线表示。与 Gy 同时的还有读出梯度所需的预相散梯度,这一梯度放在 180°脉冲前,与时间积分的面积大小是读出梯度的一半,目的是使读出梯度在中间位置获得回波最强的信号以填充 K 空间的中心。

SE 序列是 MRI 的最基础的序列之一,具有以下特点：序列结构比较简单,信号加权机制容易解释；对磁场的不均匀敏感性低,磁化率伪影很轻微。但 SE 序列由于 90°脉冲后纵向弛豫需要的时间较长,需采用较长的 TR 恢复,一次激发仅采集一个回波,因而序列采集时间较长,所以在 SE 序列基础上,开发出了基于 SE 序列的多回波自旋回波序列（MSE）和快速自旋回波序列（FSE）,前者主要用在 T_2 的定量测量上,后者在临床检查中被普遍应用,下面给予详细介绍[4]。

相对于 SE 序列在一次 90°射频脉冲后利用一次 180°复相脉冲,仅产生一个自旋回波信号,FSE 序列在一次 90°射频脉冲激发后利用多个（2 个以上）180°复相脉冲产生多自旋回波,且每个回波的相位编码不同,填充 K 空间的不同位置上。FSE 序列的基本结构和 K 空间填充示意图如图 2-6-2 所示,在一次 90°射频脉冲后用 4 个 180°复相脉冲产 4 个自旋回波（即 ETL=4）,相邻两个回波中点的时间间隔为回波间隙（ES）,两个相邻的 90°脉冲中点的时间间隔为 TR。上述的 4 个回波的相位编码不同,填充在 K 空间相位编码方向的不同位置上,实际上 4 个回波的回波时间是不同的,由于填充的 K 空间中央的回波决定图像的对比,因此如果把第三个回波填充 K 空间中央,则有效 TE 为 90°脉冲中点到第三个回波中点的时间间隔。由于一次 90°脉冲后利用多个 180°脉冲,因而产生的不是单个回波,而是一个回波链。所采用的 K 空间间隔填充方式称为 K 空间节段。

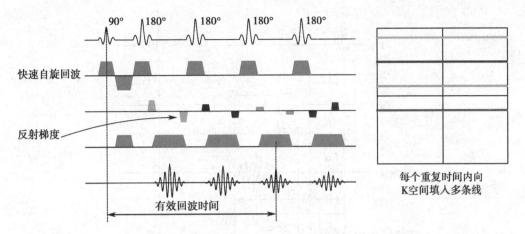

图 2-6-2 FSE 序列的基本结构和对应的 K 空间填充方式

回波链长（echo train length，ETL）：一个 TR 周期内所获得的回波数。增加回波链长可减少扫描时间。FSE 扫描时间 t。

$$t = \frac{TR N_y NEX}{ETL}$$（式 2-6-1）

相位编码与 K 空间填充次序 FSE 序列中，K 空间被分成 ETL 个区域或节段，假定 256×256 像素的层面，$ETL=4$，经过 64 个 TR 周期，K 空间就被填满，可形成一幅 MR 图像。

由于不同回波位置代表的加权分量不一样，根据图像的对比度需求，选择合适的有效回波时间，将此刻的相位编码梯度设为 0，这样可以获得最强决定图像对比度的回波信号。或者说，在数据采集中，$G_y=0$ 产生的回波信号被填入 K 空间中心行（$k_y=0$），该回波信号所对应的回波时间称为有效回波时间。FSE 序列中，填充在 K 空间同一节段的回波具有相同回波时间，K 空间中央部分对应的回波时间就是有效回波时间。

第七节 梯度回波成像

梯度回波序列（gradient recalled echo，GRE）没有使用 180° 重聚脉冲形成回波。在梯度回波序列中，回波不是由 180° 脉冲形成的，面是由读出梯度场极性反转形成的。在读出梯度前施加预相散梯度场使自旋散相，在梯度场极性反转后，散相逐渐减小，在信号采集中心相位重聚形成梯度回波。由于没有重聚脉冲实现场不均匀造成相散的抵消，GRE 序列信号的衰减与 T_2^* 有关（相应于 SE 回波幅度与 T_2 有关）。所以梯度回波序列对场均匀性差和磁化率差异大的组织边界成像质量较差。但另一方面，由于梯度序列设有使用 180° 脉冲，可以使用短 TR 进行扫描，从而节省了扫描时间。为避免产生自旋饱和与信号衰减，梯度回波常使用小翻转角（小于 90°），这样可以保证后继激发时每一次激发都有足够的纵向磁化强度。梯度回波序列的时序图如图 2-7-1 所示：

GRE 序列生成的图像对比度由翻转角、TE 和 TR 决定，可获得 T_1 加权图像、T_2^* 加权图像和质子密度加权图像。通常，大翻转角 70°、短 TE（5~10ms）、短 TR（<50ms）可形成 T_1 加权图像；小翻转角 5°~20°、长 TE（15~25ms）、短 TR（<50ms）可形成 T_2 加权图像；小翻转角 5°~20°、短 TE（5~10ms）、短 TR（<50ms）形成质子密度加权图像。

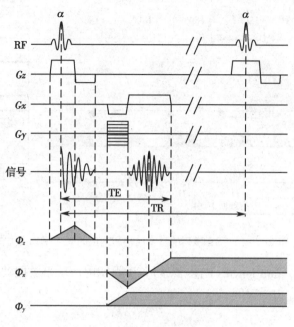

图 2-7-1 GRE 成像序列

由于 TR 较短,完成一次 K 空间填充后有一定的横向残余磁化可以影响后面的回波。对此,梯度回波序列在处理横向磁化时常采用两种技术进行处理。即残余横向磁化矢量再聚相序列和破坏残余横向磁化矢量序列[4]。

残余横向磁化强度再聚相 GE 序列及稳态自由进动序列(steady state free precession, SSFP)在梯度回波的基础上,在信号采集之后在相位编码方向多加一个"等步幅、反向"的梯度脉冲叫回绕梯度。保证梯度脉冲使相位重聚,保持稳态横向磁化,在频率编码后使用第二个相位编码梯度场与第一个相位编码梯度场幅度相等但极性相反。形成稳态自由进动(SSFP)形成的条件是 $TR<T_2$。构成稳态 x–y 平面横向磁化有两种基本来源,一个是残留的重聚于 $-y$ 轴形成横向磁化,另一个是小角度激发 RF 脉冲后新合成的磁化强度。

破坏残余横向磁化矢量序列是利用破坏方法处理剩余磁化强度矢量,破坏方法有梯度破坏脉冲(在每个 TR 周期末使用 Killer 脉冲)和 RF 相位偏移破坏脉冲。破坏剩余的横向残余磁化很重要,剩余 M_0 使图像对比度 T_1 加权趋向增加,减少了 Tf 对比度差异。使用破坏脉冲得到的图像对比度由 TR、TE 和翻转角等多种因素确定。梯度回波序列使用破坏横向磁化一致性的序列包括 SPGR(spoiled gradient recalled)、破坏快速及小角度激发序列(Flash)等。

快速梯度回波序列的主要优点是速度快,但也有相应的缺点。当 TR 很短时(6.5~10ms),由于饱和效应,信噪比会降低,这时图像对比度不是最优化的。而且选择短 TR 后就不允许灵活改变 FA 角以控制图像的对比度(增加 FA 角会产生更大的饱和效应)。

在梯度回波成像中随着 TE 的减小(2~6ms)会出现一种明显的现象:脂肪中质子和水中质子的共振频率有差异,即存在化学位移,造成的化学位移伪影在后面伪影章节会有详细论述。

第八节 回波平面成像

回波平面成像（echo planar imaging, EPI）是目前为止最快速的磁共振成像方法。它在脑和心脏快速成像、心脏电影、磁共振血管造影、脑功能 MRI（包括脑功能活动、脑灌注和脑弥散 MRI）等方面得到广泛应用。EPI 以其瞬时成像能力及较好的图像质量，为 MRI 在临床中的应用带来了新的前景[4]。

它通常可在 30ms 内采集完成一幅完整图像，每秒可获取 30 幅图像，因此可以观察运动器官，甚至不需要门控就可清晰显示心脏的动态图像。EPI 技术早在 20 世纪 70 年代就被提出。但是由于 EPI 技术对梯度系统要求很高，如梯度爬升速度快、切换率高、强度大，在当时不能满足这些要求，因此在很长时间内限制了它的应用与发展。随着硬件技术的快速发展，回波平面成像技术已经在很多商用磁共振成像设备中配备，使得磁共振成像设备的成像速度提高。由于回波平面成像速度极快，故它在心血管运动、血流显示、弥散、灌注等需要快速成像方面应用价值很大。

EPI 为梯度回波的一种特殊形式，它利用快速反向梯度在单个弛豫时间内产生一系列梯度回波并对其分别相位编码，填充到相应的 K 空间，实现断面成像。

严格地说回波平面成像并不是成像序列，而是一种利用大量梯度回波进行 K 空间快填充的成像技术。EPI 序列在一个 TR 周期内使用回波链产生大量的回波来快速填充 K 空间，产生回波的方式类似于标准的梯度回波序列。这种填充或读出技术可以跟自旋回波或梯度回波基础序列相结合，利用两者产生的信号源来进行快速成像，所以有 SE-EPI 和 GRE-EPI。而且这些序列还可以与其他脉冲技术结合，成为诸如弥散加权成像的基础。

如图 2-8-1，从序列开始部分看，EPI 序列就像标准自旋回波（也可以是梯度回波）。EPI 序列与快速自旋回波序列的差异是 EPI 在读数场方向（Gx）使用振荡梯度场，相位编码梯度场以尖头脉冲（Blip）形式出现。相位编码码梯度场从一个方向至反方向逐步变化。这个过程一直进行，直到扫完整个 K 空间。

EPI 序列可以使用多个梯度回波在一次激发内完成 K 空间的填充，也可以分作多次激发，组合起来完成 K 空间填充。前者被称为 Single-Shot，后者被称为 Multi-Shot。

单次激发 EPI 成像中，单个的射频脉冲激励后，由相位编码调制的 MRI 信号被强大的频率编码梯度扰相（spoiled），频率编码梯度每反转一次相位周期编码随之增加一次，频率编码梯度的快速切换产生一梯度回波链（echo train），它包含不同的频率及相位信息，对应着 K 空间的每一个点，经线形或非线形采样后转换成一幅 MRI 图像。由于 MRI 信号衰减决定于组织 T_2 弛豫时间，而且 MR 信号的测量还受到运动和磁敏感伪影等因素的影响，因而数据采集必须在 30~100ms 内完成，这就决定了一幅 EPI 图像的成像时间。

多次激发 EPI 为克服单次激发 EPI 存在信号强度低，空间分辨力差，视野受限及磁敏感伪影明显等缺点，将单次激发采样改为多次激发采样，将 K 空间数据分成两次或更多次采集。如两次激发后各采集 K 空间的一半，两次采集的数据线互相嵌插，或每次采集部分数据（如 8~32 线），所有数据被相互内插后重建图像。内插的方法是在 K 空间内，第二次激发的第一个回波的数据线紧邻第一次激发的第一个回波的数据线，这样可尽量减少信号强度的波动。多次激发 EPI 对梯度系统的幅值和切换率要求相对较低，但多次激发 EPI 成像时间相对延长。

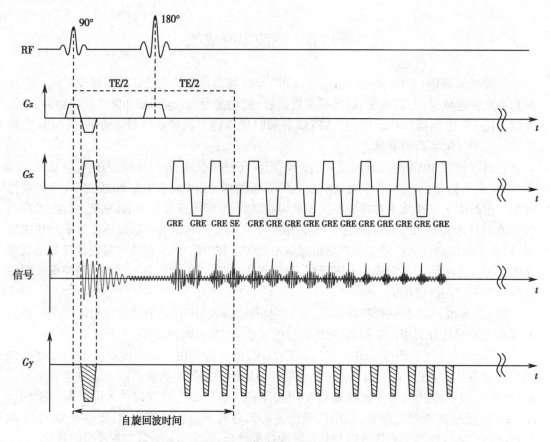

图 2-8-1　SE 的 EPI 成像序列

　　EPI 可广泛结合众多的技术并应用不同的预脉冲得到不同程度 T_1、T_2 对比。EPI 所得到的图像及其对比主要决定于预脉冲序列[4]。如果预脉冲序列是反转恢复序列,则所得到的 EPI 图像具有 T_1 加权特性;预脉冲为单个 90° 射频脉冲则得到自由感应衰减 EPI 图像;预脉冲为梯度回波序列则得到的 GRE-EPI 图像具有 T_2^*WI 特性。

（辛浩洋）

● 参考文献 >>>

1. Slichter C P. Principles of magnetic resonance. Berlin: Springer-Verlag, 1993.

2. Lauterbur P C. Image formation by induced local interactions: examples employing nuclear magnetic resonance. Nature, 1973, 242 (5394): 190-191.

3. Kleiser R, Staempfli P, Valavanis A, et al. Impact of fMRI-guided advanced DTI fiber tracking techniques on their clinical applications in patients with brain tumors. Neuroradiology, 2010, 52 (1): 37-46.

4. 李月卿 . 医学影像成像原理 . 北京：人民卫生出版社, 2002.

第三章

磁共振精神影像技术及其
在精神障碍中的应用

国家卫生健康委员会疾病预防控制局于 2019 年 5 月公布了一组最新数据,截至 2017 年底,我国精神障碍患者多达 2 亿人,患精神分裂症等严重精神障碍的患者超过 1 600 万人,发病率超过 1%。随后,国家卫生健康委员会编制并发布了《严重精神障碍管理治疗工作规范(2018 年版)》,贯彻落实《精神卫生法》和《全国精神卫生工作规划》,来适应精神卫生工作发展的需要,以明确临床工作的职责、任务和工作流程,提高对精神障碍的防治效果。

当前全球精神障碍的诊治面临着共同的严峻现实,即精神障碍的发病机制不清,临床上缺乏客观的指标用于精神障碍的诊断和预测。随着磁共振成像技术在医学领域的快速发展,前期研究揭示了一系列精神障碍患者的脑影像客观生物学标记,让临床医生直观地观察到了精神障碍患者脑微结构和功能的变化。我国学者积累了一定的应用经验和医学研究证据,于 2016 年在全球首次开创了"精神影像学"(psychoradiology, https://radiopaedia.org/articles/psychoradiology)这一学科新领域,为最终实现通过医学影像学对精神障碍进行辅助诊断并指导治疗提供了契机。然而,在临床实践中,我们需要制定对精神障碍患者磁共振脑影像数据采集、质量控制和数据处理的技术操作规范,提高医生对精神影像检查的认识和重视。同时,对于想要开展精神影像临床工作的医院,本书可提供详细的技术方法来指导工作。本书在现有的医疗条件下并遵从《严重精神障碍管理治疗工作规范(2018 年版)》对精神障碍磁共振脑成像技术的具体方法和流程给予详尽的指导,力争实现在精神影像领域里有规范化的操作标准可循,以提高精神影像学标准化和规范化的应用水平。在具体介绍结构、功能等磁共振成像模态的技术方法前,本章首先介绍开展磁共振精神影像检查的基本配置。

(一)精神影像检查对磁共振成像设备等工作条件的要求

1. 若为结构成像,则永磁磁体系统和超导磁体系统均可;若需要涉及功能成像,则一般选择超导磁体系统。超导型磁共振设备必须设计失超情况下用于氦气排放的失超管。

2. 建议静磁场的强度需≥3.0T。

3. 一般而言,要求磁体的均匀度 P–P 值 <10ppm, Vrms<2ppm。

4. 一般情况,磁场的稳定性≤1ppm/h,建议常规做扫描序列相关的质量保证(quality assurance, QA)监测。

5. 通常选用相控阵头部线圈,保证具备足够的信噪比。

6. 梯度场强≥30mT/m,梯度切换率≥120T/(m·s)。

7. 磁体间 又叫检查室、扫描室,其空间大小的最低要求是将 0.5mT 磁力线限定在磁体间内部,确保房间外佩戴有心脏起搏器、胰岛素泵等身体内置金属医学仪器的患者的生命安全,并在磁体间外设置限制进入的警告标志。尽量避免水管等经过磁体间的上下前后左右,防止发生漏水而影响到磁体间的屏蔽功能。室内保持温度 18~22℃,相对湿度 40%~60%。

8. 控制室 又叫操作室,其长宽高不小于厂商推荐的最小尺寸,室内装修使用吸音材料,保持室内温度 15~30℃,相对湿度 40%~60%。

9. 设备间与控制室、磁体间最好呈一字形或 L 形,设备间需与磁体间相邻,其内的水冷机及空调的室外机组需与磁体中心保持至少 5 米,避免干扰磁场。保持室内温度 15~30℃,相对湿度 40%~80%。

10. 设置神经心理评测室对患者的临床症状和认知功能等进行评定。

11. 设置更衣间,摘除患者所有可摘除的对磁共振成像检查有影响的物品,如活动义齿、手机等。

(二)对操作者的要求

1. 医生或专科护士陪同患者就诊,协助技师检查患者身体内有无安全隐患,如心脏起搏器等植入体内的金属或磁性物质,并给予患者耐心的指导,以减轻患者对磁共振检查的不安。

2. 磁共振成像设备为大型贵重医疗仪器,对磁共振成像仪进行操作的技师必须已经获取技师资格证书,掌握磁共振图像质量控制的原则和方法。

3. 作为磁共振检查安全、脑影像数据采集和质量控制的第一责任人,操作技师应充分了解精神障碍患者有可能无法配合磁共振成像扫描的特殊性,保证患者在检查过程中的安全,尽量确保每一次检查成功避免重复检查。

4. 扫描过程中,技师应通过监控系统密切观察患者的情况。当出现任何异常情况,如患者无法控制头部静止、不能坚持整个磁共振成像扫描等,技师应及时停止扫描并做好扫描记录和检查失败的原因。

5. 技师应每天查看磁共振扫描仪系统的工作日记,查看所有报错信息,每周记录液氮液面两次(建议周一、周五各一次),观察并记录控制室内的温湿度,及时处理异常情况或通知磁共振成像设备厂商。

6. 确保检查部位和申请单的要求一致,确保扫描覆盖的范围充分,进行包括小脑在内的全脑扫描。扫描结束后将符合质量评估标准的 MR 图像存储于 PACS 系统。如无 PACS 系统,推荐将图像原始的 DICOM 数据刻入光盘进行保存。

第一节 结构磁共振成像

磁共振成像具有固有的三维成像特性,可在三个正交平面以及从任意角度倾斜的方向采集图像,三维傅里叶变换(3D FT)成像被认为是最有效的扫描方法。相较于常规的二维(2D)成像技术,3D 成像的信噪比显著提高,同时可获得非常薄的层厚。3D 成像技术需要在两个方向(相位方向以及选层方向)上进行相位编码,因此扫描时间较 2D 扫描要长。但现代磁共振成像扫描仪通过使用 3D FT 技术,可以在临床可接受的采集时间内获取高分辨(≤1mm)各向同性(层内分辨率与层间分辨率相同)的影像数据。

根据每个 TR 信号采集后残余横向磁化矢量是否被保留,存在两种不同的梯度回波序列变体[1]。在被称为稳态非相干梯度回波(steady-state incoherent gradient echo)序列中,通过损毁梯度或者相位循环技术消除残余横向磁化矢量形成 T_1 加权对比。大脑的高精度结构成像主要是基于 3D 扰相梯度回波（spoiled gradient recalled echo）成像技术，该技术能提供极好的灰白质对比度，可用于分辨和分割大脑皮质。同时该技术能在较短的时间内获得较高的空间分辨率和信噪比。这项技术是现代磁共振脑影像学研究的一个里程碑，已经被广泛用于神经或精神障碍的临床诊断和科学研究中。

传统的脑形态研究往往只采集和分析了患者的三维 T_1 加权像，但最近研究表明同时采集和分析三维 T_2 加权像可以显著提高脑表面重建的准确率[2]。因此，本书同时给出 T_1 和 T_2 结构像的推荐扫描参数（表 3-1-1）。由于各个厂家在序列实现机制上有所差别，尤其是对 TR 和 TE 的定义差别较大，因此在设置 T_1 或 T_2 序列时需根据不同磁共振成像扫描仪的品牌进行参数的设置。在进行高分辨三维结构像扫描之前需关闭某些机型的图像插值功能（对于 GE 系列的机型而言），并可根据机型和线圈选择适宜的并行加速方式，建议加速因子不超过 2。

表 3-1-1　高分辨脑结构磁共振 T_1 和 T_2 加权像推荐采集参数

高分辨 T_1 加权像推荐采集参数					
厂家	序列名	TR	TE	反转时间	翻转角	分辨率
西门子	MPRAGE	2 400ms	2.01ms	1 000ms	8°	0.8~1mm 等体素
GE	BRAVO	8.5ms	3.2ms	450ms	12°	0.8~1mm 等体素
飞利浦	3D-T_1 TFE	8.8ms	4.1ms	450ms	8°	0.8~1mm 等体素

高分辨 T_2 加权像推荐采集参数					
厂家	序列名	TR	TE	回波链长度	分辨率
西门子	SPACE	3 200ms	565ms	177	0.8~1mm 等体素
GE	CUBE	2 500ms	72ms	100	0.8~1mm 等体素
飞利浦	VISTA	1 980ms	200ms	128	0.8~1mm 等体素

注：MPRAGE：magnetization-prepared rapid gradient-echo，磁化准备快速梯度回波；BRAVO：brain volume imaging，脑容积成像序列；3D-T_1 TFE：3D-T_1 turbo field echo，三维 T_1 加权快速梯度回波；SPACE：sampling perfection with application optimized contrasts using different flip angle evolution，优化可变翻转角完美采样；CUBE：立方成像；VISTA：volume isotropic turbo spin echo acquisition，三维等体素快速自旋回波

一、脑结构像质控要点

要得到有价值的高分辨率的磁共振图像，在扫描前、扫描过程中和扫描后均需要采取一定的成像质量的保障措施。本书以磁共振图像质量的主要评价指标（图像的信噪比、对比度噪声比、空间分辨率、图像的均匀性、图像伪影），分别阐述磁共振图像的质量控制在这三个环节中的具体要求。

（一）图像的信噪比

信噪比（signal to noise ratio，SNR）是磁共振成像最基本的质量参数，是磁共振图像信号强度与背景随机噪声强度的比值。这里将"信号"定义为均匀体模感兴趣区内像素值的平均值与偏移量之差，"噪音"定义为像素值的随机变化量即标准差。重叠在图像上的噪声使

像素的信号强度以平均值为中心而振荡,噪声越大,振荡越明显,信噪比越低。图像信噪比的测量可以对磁共振图像取中心区域的平均信号作为有效信号强度,标准差作为噪音得到。信噪比的计算公式为 $SNR=SI/SD$。式中 SI 是感兴趣区的信号强度平均值,SD 是噪音的标准差。由于大脑磁共振图像远不如水模图像均匀,所以计算 SI 的时候所覆盖区域较小,通常以脑区中心取整个大脑 50% 以上的面积区域来计算。

对设备进行日常质量保证(quality assurance,QA)的扫描,信噪比满足设备厂商的对应序列指标要求即可。由于 QA 序列和实际采用序列的差异,以及人脑与水模电磁学参数的差异,对最终人脑在前述扫描参数下的信噪比指标,本书给出一个参考值,由图 3-1-1 可知,$SI=276-3=273$,$SD=0.07$,则计算结果为 $SNR=273/0.07=3\,900$,采用对数标度来表示,则信噪比为 $20\lg3\,900=72db$。通常来讲,成像信噪比不低于 65db,图像质量就可以接受。

(二)对比度噪声比

在保证信噪比一定的条件下,磁共振图像的成像质量还与它的对比度(contrast to noise ratio,CNR)有关。这里的对比度指的就是,两种不同组织信号的相对强度差别,差别大的,图像的质量就更好。临床上就是用对比度噪声比来表示图像的对比度。对比度噪声比就是指两种组织信号强度差值的绝对值与背景噪声之比。计算对比度噪声比的公式为 $CNR=|SI_{病灶}-SI_{组织}|/SD_{背景}$。式中 $SI_{病灶}$ 表示病灶信号大小,$SI_{组织}$ 表示周围部分的组织信号大小,$SD_{背景}$ 就代表背景随机噪声,表示感兴趣区的标准差。

对设备进行日常 QA 扫描,对比度信噪比满足设备厂商的对应序列相应的指标要求即可。对在头部的实际扫描而言,由于对比度直接决定人脑灰白质差异和图像分割测量的质量,本书提供具体指标作为参考。以图 3-1-2 中放大后的脑部图像为例,$SI_{病灶}$ 为白质的均值等于 325,$SI_{组织}$ 为灰质的均值等于 261,$SD_{背景}$ 由图 1 知为 0.07。根据公式可得该图像的对比度噪声比为 $CNR=(325-261)/0.07\approx914$,采用对数标度来表示为 $20\lg914\approx60db$。对比度信噪比不低于 60db,图像质量就满足要求。

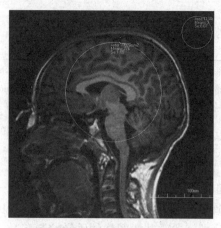

图 3-1-1 高分辨结构磁共振
图像的信噪比计算

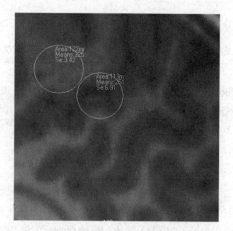

图 3-1-2 高分辨结构磁共振
图像的对比度噪声比计算

(三)空间分辨率

空间分辨率(spatial resolution)就是在无明显噪声干扰的条件下度量成像系统物体分离能力的指标。磁共振成像的空间分辨力是指成像上可分辨的最小距离,反映了对大脑解剖细节的显示能力,实际上就是成像体素大小,体素越大,空间分辨力越低,体素越小,空间分辨力越高。高分辨能力对检查微小病灶具有重要意义。对于人脑形态学研究,在 3T 场强下空间分辨率应采用 0.8~1.0mm 等体素。

（四）图像的均匀性

现代医用磁共振成像设备多采用多通道相控阵接收线圈,由于各个线圈空间敏感性不同,此外还有静磁场均匀性、梯度场非线性等原因,很容易造成图像信号强度的非均匀性。图像的均匀性(image uniformity)是指磁共振成像系统在整个成像容积内对具有同一磁共振特性的均匀成像体产生恒定信号的能力,即均匀物体在成像像素强度上的一致性。均匀度是指图像上均匀物质信号强度的偏差,偏差越大说明均匀度越低。在实际测量中可用水模来进行,可在视野内取 5 个以上不同位置的感兴趣区进行测量。

在图像中心区取一个感兴趣区域,并设这个感兴趣区域内的最大和最小像素值分别为 S_{max} 和 S_{min},则信号变化范围 S_Δ 和中值 S_m 分别为:$S_\Delta = (S_{max} - S_{min})/2$;$S_m = (S_{max} + S_{min})/2$。由此得到整体图像均匀性 U 的计算式为:

$$U = \left(1 - \frac{S_\Delta}{S_m}\right) \times 100\% = \left(1 - \frac{S_{max} - S_{min}}{S_{max} + S_{min}}\right) \times 100\% \qquad （式 3-1-1）$$

通常在正式实验扫描前的 QA 扫描中,得到的水模图像整体均匀性在 80% 以上时,该磁共振图像均匀性的质量就满足要求。由于人脑不同部位之间磁导率等电学参数差异较大,可能造成在相对低频尺度上图像的不均匀,可采用后文中推荐的方法进行矫正。

（五）图像伪影

图像伪影(image artifacts)包括磁共振成像设备伪影、运动伪影和磁化率伪影。由于高分辨率成像体素很小,运动伪影很容易造成灰白质边界不清晰,所以本书从运动伪影的角度来考虑。在磁共振信号的采集中,运动器官每次接收信号时的位置或者形态会发生改变,产生偏移,相位编码方向的位置信息会不准确,对应的信号就不在正确的位置上,这就是运动伪影。运动伪影尚无定量指标加以准确量化描述,这里仅定性说明。图 3-1-3A 所示脑内无明显运动伪影,为合格影像,而图 3-1-3B 所示的运动伪影就较大,不满足图像的质量要求。所以,在扫描过程中受试者应尽量控制头部的不自主运动,减小运动伪影的影响。扫描者需注意对受试者状态的观察,发现受试者有主动运动时应及时终止扫描。

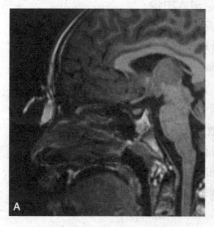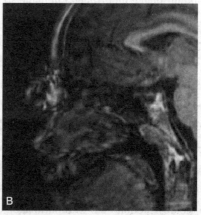

图 3-1-3　运动伪影

二、脑结构像数据预处理

（一）梯度非线性失真校正

在磁共振成像系统中，图像质量还依赖于磁共振信号空间编码的准确性。但由于工程上的限制，磁共振成像中的用于信号编码的梯度磁场不可能完全线性，并且总是包含高阶非线性分量。如果在图像重建期间忽略梯度非线性误差，则表现为图像几何失真。如果已知梯度非线性系数，则可以将该失真校正到梯度完全线性的程度。梯度系统的非线性通常使用球谐函数多项式模型来表征。

磁共振图像的梯度非线性校正可采用开源软件 Freesurfer（http://www.freesurfer.net）中提供的 gradient_nonlin_unwarp 工具并结合厂商提供的梯度系数（例如，西门子的梯度系数文件保存在扫描工作站的 C:\MedCom\磁共振成像 SiteData\GradientCoil\coeff.grad 路径下）进行校正。该工具可计算出所扫描人体或物体由于梯度非线性造成的形变场（warpfield），该形变场可用于该对象所有扫描序列的形变校正。

梯度非线性的程度与梯度磁场强度相关。常规临床磁共振成像扫描仪最大梯度场强一般在 40mT/m 以下，图像的非线性失真不明显，因此也可跳过此步骤。但对于一些梯度场强度大于 80mT/m 的高端科研机型，进行梯度非线性校正就尤为重要。

（二）信号不均匀校正

成像过程中由于射频场（B1）的不均匀激发以及接收线圈敏感度的差异，造成最终图像中存在低频信号的不均匀。这种信号的不均匀会严重影响后续的脑皮层分割等步骤，为最终分析和结果引入极大误差，因此对信号不均匀性的校正已成为脑结构像预处理中必不可少的一步。在已有的各种偏差校正算法中，非参数非均匀归一化（N3）方法已经成为该领域事实上的标准[3]。一系列研究证明了该方法在各种成像对象以及磁共振成像模态上都能取得较好的校正结果。研究人员在 N3 的基础上进一步改进，利用 B 样条曲面对图像中的低频成分进行建模使得校正结果更加稳健[4]。改进后的算法被称为 N4，并已经包含在开源软件包 Advanced Normalization Tools（ANTs）（https://github.com/ANTsX/ANTs）中。具体命令为 N4biasfieldcorrection，该命令包含的选项有：

-d, --image-dimensionality 2/3/4 指定图像维度；

-i, --input-image inputImageFilename 指定输入图像；

-x, --mask-image maskImageFilename 指定掩模图像；

-r, --rescale-intensities 0/（1）设置是否对图像亮度进行均一化；

-w, --weight-image weightImageFilename weightImageFilename 指定加权图像；

-s, --shrink-factor 1/2/3/4/... 设置收缩因子；

-c, --convergence 设置迭代次数；

-b, --bspline-fitting 设置 b 样条曲线参数；

-t, --histogram-sharpening 设置直方图锐化参数；

-o, --output correctImage 设置输出图像和不均匀场；

一般情况下使用程序默认参数，即可得到较好校正结果，如：

N4biasfieldcorrection -d 3 -i inputimage -o correctedimage

如果患者口腔有金属植入物或有严重射频场不均匀，可先对大脑进行分割生成大脑掩模图像，在亮度校正时引入此掩模图像可使得强度校正仅在掩模范围进行，增加校正的稳定

性,如:

N4biasfieldcorrection −d 3 −i inputimage −x maskimage −o correctedimage

如果亮度不均匀现象比较严重,还可适当增加迭代次数及减小收敛阈值,如:

N4biasfieldcorrection −d 3 −i inputimage −x maskimage −c [300x300x200x100, 0.000001] −o correctedimage

(三)前后连合对齐与图像配准

为避免在后续分析中出现配准错误,一般还需将大脑置于图像中央,并且使前后连合(AC–PC)的连线保持水平并将图像原点置于 AC 处。可首先使用 FSL 软件包中的 robusfov 工具去除图像中多余的肩部以及头顶上部无信号区域,然后通过 6 自由度(degree of freedom, DOF)刚性配准到 Montreal Neurological Institute(MNI)标准模板以实现 AC–PC 对齐以及原点重置。刚性配准可选择统计参数图(statistical parametric mapping, SPM)(https://www.fil.ion.ucl.ac.uk/spm/)软件包中的 coregister 选项或者 FSL 中的 flirt 工具。根据后续分析(如基于体素的形态学分析 [voxel–based morphometry, VBM] 等)需求,可选择是否进一步利用仿射变换和非线性变换将个体图像映射到 MNI 空间。若同时采集了 T_1 和 T_2 加权图像,还需利用刚性配准将 T_1 和 T_2 像配准到同一空间。

三、脑结构像分割及后处理

目前常用的基于高分辨磁共振结构像的分析方法可分为三种:基于感兴趣区(region of interest, ROI)的分析方法;VBM 分析;基于脑表面的形态学分析。

(一)基于 ROI 的分析方法

ROI 分析法是最早出现的脑影像分析方法,一般用于比较特定脑结构的体积或者形状。描绘 ROI 一般有两种方式:手工分割或者自动分割。手工分割是由有专业解剖知识的人员根据图像上组织间的边界逐层勾画出目标组织。手工分割法存在耗时、重复性差等固有缺陷。但在分割一些具有较大变异性的结构上,ROI 分析方法目前仍有一定的使用价值。

随着技术的进步,手工分割的结果也可用于自动分割。在深度学习出现后涌现出一批基于深度学习的图像分割算法,如 U–net 等,这些方法可以较准确地分割一些较复杂的脑结构,如海马等。这些方法在应用前需要大量已知的分割结果对其深度网络中的参数进行训练。这些训练数据的制作一般也是由有经验的人员手工分割得到的。另一种自动分割的方法是首先将多个个体的影像配准到同一空间形成模板,然后在模板上勾画出 ROI,然后再通过配准的反向变换得到个体空间的 ROI。

(二)VBM 分析

传统的 ROI 分析法存在相当的局限,除了耗时、可重复性差、需要具备解剖知识,使用 ROI 分析还需要对疾病涉及的脑区有预先假设,因此其他脑区可能存在的异常就被忽略了。为克服上述 ROI 分析方法的缺点,Ashburner 和 Friston 等提出了基于体素的形态学分析方法(VBM)[3]。VBM 法是一种以体素为分析单位的全脑的形态学分析方法,可以定量检测出脑组织各部分的密度和体积,从而能够检测出局部脑区的特征和脑组织成分的差异。VBM 法无需先验假设,自动性高,不受研究者的主观影响。

VBM 的数据处理步骤包括配准到标准空间、组织分割、调制、平滑和统计分析。首先将个体的高分辨 T_1 加权图像通过线性和非线性变换并配准到标准空间,然后依据标准空间的灰质、白质和脑脊液的概率模板对三种组织进行分割生成三个独立的图像。再对分割产生的图像进行高斯平滑处理以减少噪声和配准引入误差,并提高统计分析的效力。此外,根据配准到标准空间过程中产生的形变场可以对分割图像进行调制,调制后体素的值代表该体素所在位置的组织体积。最后通过在调制后的图像上,利用参数统计检验对分割的脑组织成分逐个进行体素在组间的比较分析,定量检测出脑灰质和白质的密度和体积,从而量化分析脑形态学上的异常。具体过程包括空间标准化、脑组织的分割、平滑、统计建模和假设检验。

但是 VBM 的分析方法也存在一定局限性。首先,最终的统计结果受配准精度的影响较大,某些局部区域的匹配不准确会导致统计结果中出现系统性的脑区形态差异。其次在平滑步骤中,高斯平滑核尺寸的选择目前尚无定论,而高斯平滑核的尺寸会显著影响最终差异脑区的范围。

针对配准精度的问题,最新版本的 SPM 中包含了新的配准算法 –DARTEL[5]。该算法通过反复迭代的方式将每个受试者的图像多次配准到模板求平均后更新形变流场并再次进行配准,生成的形变流场组合后用于调制处理。DARTEL 算法被认为是配准技术方面的一大进步,但其局限是运算量巨大,对计算机性能的要求较高。

(三) 基于脑表面模型的形态学分析

VBM 的方法通常只能对大脑皮质的宏观异常(如体积等)进行研究,难以对大脑的几何形状进行分析。而基于脑表面的分析(surface based analysis, SBA)可以对大脑皮层的几何形状参数进行提取和分析,如皮层厚度、曲率、凹凸度等几何参数进行定量分析[3]。

SBA 的分析步骤包括组织分割、表面重建、表面配准、平滑和统计分析。组织分割一般采用基于图谱映射的全自动脑区分割算法,目前最常用的是开源软件 Freesurfer 中的 recon-all 流程。在执行该流程时加入之前采集的高分辨 T_2 加权像可以显著提高脑表面重建的准确率。本书推荐采用 Desikan-Killianny-Tourville 脑图谱,该图谱将全脑皮层分成 62 个脑区和 14 个皮层下核团,根据分割产生的二值图像重建出皮层外表面和灰白质的交界界面。在模型各个顶点利用两个表面计算出皮层厚度、局部曲率、深度等几何参数,最后在各个顶点上进行统计比较以得到有差异的脑区。

另一方面,也可将已定义有脑区划分的标准脑表面模型配准到个体脑表面,提取各个脑区的形状参数来进行组间比较或进行进一步的机器学习分析。本书推荐采用开源软件 Mindboggle[6]进行特征提取。该软件依赖的软件包较多,单个安装容易出错,建议采用 Docker 形式安装,具体命令如下:

docker pull nipy/mindboggle

Docker 镜像下载完成后通过命令进入 Docker 镜像,具体命令如下:

docker run --rm -ti -v $HOST: $DOCK 8888: 8888 --entrypoint /bin/bash nipy/mindboggle

其中 $HOST 是本机存储 FreeSurfer 分割结果的文件夹,映射到 Docker 中的 $DOCK 文件夹。进入 Docker 镜像后,运行以下命令即可开始特征提取:

mindboggle $FREESURFER_SUBJECT --out $OUT

其中 $FREESURFER_SUBJECT 为 FreeSurfer 分割时受试者的 ID, $OUT 为特征输出文件夹。提取出的特征主要包括:各区域体积、表面积;网格模型上各顶点局部皮层厚度、曲率、凹凸度和几何深度;对每个网格模型各顶点特征计算一阶统计特征,包括均值、标准差、斜度、峰度以及熵值。

皮层折叠系数(gyrification index, GI)也是来源于脑表面模型的一个常用的测量参数[7]。该参数描述了大脑皮层的折叠程度,为分析脑结构提供了一种新方法。相关研究显示 GI 在大脑发育的早期以及儿童时期快速升高。因此,成人 GI 的异常可能与胚胎期和幼儿期的大脑发育异常有关。

四、脑结构像数据在精神影像中的应用

以精神分裂症为例,基于 ROI 的分析方法在精神障碍的研究中,最一致的结果是发现慢性精神分裂症患者双侧脑室扩大及海马萎缩[8]。利用 VBM 和 SBA 法,研究者也发现在首发和慢性精神分裂症患者中脑灰质不同程度的减少,灰质减少的脑区多集中在额叶和顶叶[9],同时有研究表明特定脑区灰质减少的程度与临床症状相关,灰质体积越小,症状越明显[10]。还有纵向研究表明,精神分裂症患者的灰质体积随病程呈现出加速减少的趋势[11]。基于 GI 的研究也显示精神分裂症患者前额叶、岛叶、颞叶以及枕叶区域的 GI 相较健康人存在差异[12,13]。

前期研究证实了利用高分辨磁共振结构像并结合先进的分析算法,能够探测到精神障碍患者在大脑形态上与正常对照存在的细微差异,这种差异往往存在于三维结构上,这在日常基于放射科医生二维阅片的临床诊断中是难以被发现的。

但影像研究的目的不仅仅在于发现差异,更重要的是能利用影像研究的结果来帮助诊断、预测转归并最终揭示疾病的发病机制。由于精神障碍的发病机制目前尚不完全清楚,即便是细胞或分子层面的研究也未能完全解释精神障碍的病因。目前精神障碍的活体影像研究的多在毫米或亚毫米级别,在揭示疾病的机制方面难有作为。因此精神障碍脑影像研究的重点应着重于发现精神障碍的脑影像表征,结合机器学习等分析方法用于精神障碍的诊断和评估。

目前大部分精神障碍脑形态结构研究仍是采用基于组间比较的研究策略,即一组患者和一组匹配正常对照,就某个影像指标进行比较,得到差异有统计学意义的影像表征。这类研究得到的差异表征仅仅反映了两组人群在均值上的差异,并未对该影像表征在两组的变异性进行考察。若要将某影像表征用于临床诊断,则需要该表征在患者组和正常组中的变异系数较小,否则会造成较大的假阳性或假阴性,但目前尚无这方面的系统研究。因此,目前精神障碍的诊断仍是依赖于各种量表以及医生的临床经验,即便是最新版的《精神障碍诊断与统计手册》(the Diagnostic and Statistical Manual of Mental Disorders, DSM-5)也未将脑影像研究的结果作为精神障碍的诊断标准。

另一个阻碍精神障碍脑影像研究发展的难点在于疾病本身的异质性,基因研究显示在患者群体中,仅有很小一部分患者具有相同的基因突变。因此有假说认为精神障碍是具有相似症状但病理机制不同的综合征,患者群体的异质性是造成目前精神影像研究结果不一致的一个重要原因。

未来的研究方向之一是将脑影像形态学特征与机器学习方法相结合,使其能用于个体的诊断,并且可以探索精神障碍的异质性。机器学习在技术层面上可分为新近提出的深度学习和基于传统特征的机器学习。深度学习中的卷积神经网络已经在图像识别、目标探测、图像分割等方面展现了非凡的潜力,目前在医学影像领域比较成熟的应用有基于 CT 的肺结节探测与分割、基于 X 线的骨折检测以及前列腺磁共振图像分割。将深度学习技术用于精神障碍的影像诊断是精神影像研究的重要目标,但现阶段存在很多难点。首先,深度学习需要大量的训练数据对深度网络中的参数进行训练,由于人脑本身的变异性较大且正常人

与患者间的差异较小,因此需要更大量的训练数据以便深度网络能够学习到患者与健康人之间真正的异常。其次,前期研究发现的差异都是存在于三维结构中,因此在进行深度学习时也需输入三维图像,因此需要非常庞大的计算资源。鉴于上述难点,深度学习目前还难以直接用于基于磁共振三维结构像的针对精神障碍的诊断。

目前比较可行的研究方案仍是基于传统特征的机器学习。不同于深度学习可以直接输入三维图像,传统机器学习需要首先从脑影像中提取出数值特征,这一步又称为特征工程或者特征提取。从磁共振三维脑影像中可提取的特征包括皮层厚度,体积,表面积,曲率,深度,凹凸度以及 GI 系数等,还可根据图谱将全脑分成多个脑区,每个脑区提取特征作为机器学习的输入。

机器学习从用途上进行分类又可分为有监督学习和无监督学习。有监督学习是利用影像特征和已知诊断结果的数据进行训练并得到一个分类模型,该模型可用于预测未知诊断类别的全新个体。有监督学习又可分为分类或者回归。若临床诊断目标为离散型变量(二分类或多分类),可通过有监督学习的方法建立分类模型。目前大型的精神影像分类研究有利用磁共振数据进行儿童注意缺陷多动障碍(attention deficit hyperactivity disorder, ADHD)诊断的 ADHD-200 项目[14],该项目包含 285 例 ADHD 患者的影像数据以及 491 例正常儿童的数据,以及阿尔茨海默病诊断及预后预测的 ADNI 项目。用的分类模型包括支持向量机、随机森林和人工神经网络等。另一方面,当诊断目标为连续变量时,则可建立回归模型。常用的回归模型包括多项式回归、套索回归、岭回归和弹性网络回归。模型建立前一般还需进行特征选择步骤以去除对模型构建没有帮助或冗余的特征。不同的模型适用于不同的数据分布,只有选择最合适的模型算法才能获得最好的诊断准确率,同时不同模型包含不同的超参数,在训练模型时需要对这些超参数进行微调才能使模型性能达到最优。

目前对于模型选择和参数微调尚无统一的流程。前期研究往往采用多个特征选择的算法与多个模型两两组合的方式,并进行性能比较来判断和得到最优方案[15]。但随着机器学习算法的发展,新算法不断涌现,若对所有的模型算法进行测试和调整参数需耗费大量精力。鉴于上述困难,研究人员提出了自动机器学习的方法。该方法利用遗传算法或者贝叶斯算法自动根据待研究数据的特征选择最适宜的特征和模型构建算法及配套的最优超参数集。目前已有的自动学习软件包有:

Auto-WEKA(https://www.cs.ubc.ca/labs/beta/Projects/autoweka/)

auto-sklearn(https://automl.github.io/auto-sklearn/stable/)

TPOT(https://automl.info/tpot/)

在模型构建过程中筛选出的对模型构建有显著贡献的影像特征还可作为影像生物标记,可用于辅助诊断以及模型解释。

五、多中心磁共振脑结构数据处理的操作流程规范

在过去的十年中,采用基于高分辨磁共振结构像的脑形态测量的研究呈指数级增长,并已显示出重要的临床价值。早期研究大多是单一机构的小样本探索,所得结论缺乏广泛验证。可预见,未来基于个体影像的精神影像技术必须经过多中心、大样本、随机对照临床试验反复探索和验证,才能准确、可靠、有效地指导临床医疗策略。多中心研究的最大优势在于纳入的样本数量大,也就意味着统计效力高,结果的可靠性也更高。

多中心研究目前存在最大的问题是各中心的磁共振设备品牌、场强以及扫描序列和参数存在差异,会在数据汇总时引入异质性。磁共振图像的信号不仅仅依赖于被测组织的 T_1、T_2 和质子密度,还受很多硬件相关因素的影响,如磁场均匀度,射频线圈灵敏度,信号接收放大器的增益值等。虽然基于磁共振结构像的脑形态学测量多依赖于不同组织磁共振信号的相对值,但在进行多中心数据汇总分析时,仍需对图像的信号强度进行均一化。目前性能最好的均一化算法是 Fortin 等提出的 RAVEL(removal of artificial voxel effect by linear regression)法[16]。该方法将各个图像中的对照区域(与疾病无关的区域,如脑脊液)的信号强度进行奇异值分解,来估计各中心之间的变异系数,然后用得到的变异系数对每个体素的原始信号值进行线性回归,并将回归模型中的残差项作为校正后的信号强度值,流程如图 3-1-4。

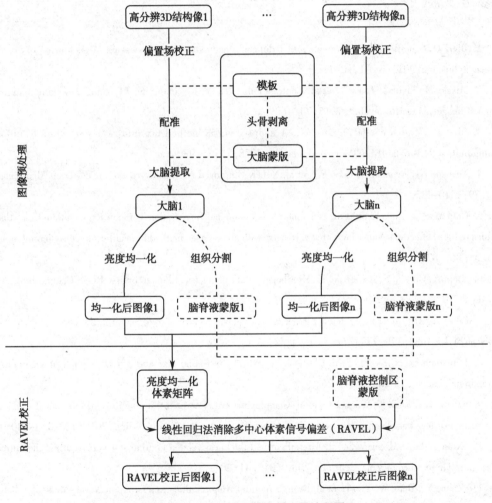

图 3-1-4 RAVEL 校正原理及流程图

该方法包含以下步骤:
1. 患者磁共振脑结构图像的个体水平偏置场校正。
2. 配准到标准模板并做大脑提取(去除头皮)。
3. 个体水平亮度均一化和灰白质分割。

4. 计算群体脑脊液蒙版交集作为脑脊液控制区蒙版。

5. 对脑脊液控制区蒙版内图像的信号强度进行奇异值分解得到各中心数据的变异系数。

6. 用得到的变异系数对每个体素的原始信号值进行线性回归,并将回归模型中的残差项作为校正后的信号强度值。

该算法已由 R 语言实现为开源软件包(https://github.com/Jfortin1/RAVEL)。因此,在未来的研究中,多中心研究能提供大量具有多样性的影像数据和临床资料,可更好地诠释精神障碍患者脑结构的异质性。

（孙怀强 幸浩洋 李飞）

参考文献 >>>

1. Bieri O, Scheffler K. Fundamentals of balanced steady state free precession MRI. Journal of Magnetic Resonance Imaging, 2013, 38(1): 2–11

2. Misaki M, Savitz J, Zotev V, et al. Contrast enhancement by combining T1- and T2-weighted structural brain MR Images. Magn Reson Med, 2015, 74: 1609–1620.

3. Sled JG, Zijdenbos AP, Evans AC. A nonparametric method for automatic correction of intensity nonuniformity in MRI data. IEEE Trans Med Imaging, 1998, 17: 87–97.

4. Tustison NJ, Avants BB, Cook PA, et al. N4ITK: Improved N3 Bias Correction. IEEE Trans Med Imaging, 2010, 29: 1310–1320.

5. Goto M, Abe O, Aoki S, et al. Diffeomorphic Anatomical Registration Through Exponentiated Lie Algebra provides reduced effect of scanner for cortex volumetry with atlas-based method in healthy subjects. Neuroradiology, 2013, 55: 869–875.

6. Klein A, Ghosh SS, Bao FS, et al. Mindboggling morphometry of human brains. PLOS Comput Biol, 2017, 13: e1005350.

7. Zilles K, Armstrong E, Schleicher A, et al. The human pattern of gyrification in the cerebral cortex. Anat Embryol(Berl), 1988, 179: 173–179.

8. Johnstone EC, Crow TJ, Frith CD, et al. Cerebral ventricular size and cognitive impairment in chronic schizophrenia. Lancet, 1976, 2: 924–926.

9. Schultz CC, Koch K, Wagner G, et al. Complex pattern of cortical thinning in schizophrenia: Results from an automated surface based analysis of cortical thickness. Psychiatry Res Neuroimaging, 2010, 182: 134–140.

10. Xiao Y, Lui S, Deng W, et al. Altered cortical thickness related to clinical severity but not the untreated disease duration in schizophrenia. Schizophr Bull, 2015, 41: 201–210.

11. Zhang W, Deng W, Yao L, et al. Brain Structural Abnormalities in a Group of Never-Medicated Patients With Long-Term Schizophrenia. Am J Psychiatry, 2015, 172: 995–1003.

12. Bonnici HM, William T, Moorhead J, et al. Pre-frontal lobe gyrification index in schizophrenia, mental retardation and comorbid groups: An automated study. Neuroimage, 2007, 35: 648–654.

13. Palaniyappan L, Liddle P. Aberrant cortical gyrification in schizophrenia: a surface-based morphometry study. J Psychiatry Neurosci, 2012, 37: 399–406.

14. Bellec P, Chu C, Chouinard-Decorte F, et al. The Neuro Bureau ADHD-200 Preprocessed repository. Neuroimage, 2017, 144: 275-286.

15. Parmar C, Grossmann P, Bussink J, et al. Machine Learning methods for Quantitative Radiomic Biomarkers. Sci Rep, 2015, 5: 13087.

16. Fortin JP, Sweeney EM, Muschelli J, et al. Removing inter-subject technical variability in magnetic resonance imaging studies. Neuroimage, 2016, 132: 198-212.

第二节 弥散磁共振成像

一、弥散磁共振原理

在弥散加权磁共振成像(diffusion weighted magnetic resonance imaging, dMRI)中,图像对比度由水质子的随机微观运动所决定。在 dMRI 中,每个图像元素(体素)的强度反映了该位置水分子的弥散速率的大小。由于水的流动性受热力搅动的驱动且高度依赖于细胞环境,所以 dMRI 背后的假设是弥散信号的改变可能代表(早期)病理上的改变。例如,dMRI 对早期及超急性期脑梗死的敏感性极高,远胜于 T_1、T_2 加权像等传统磁共振成像的检查方法。

传统磁共振成像利用水中质子来产生与受试者特定的临床相关特征的对比度。在 T_1 加权成像中,水分子中的质子在强磁场的作用下被激发。这导致水分子中的许多质子同时进动,从而产生信号。在 T_2 加权成像中,磁共振成像系统通过测量水分子质子之间的相干性或同步性的损失来产生对比度。临床磁共振 T_2 成像的物理学基础是,当水分子处于"相对自由"的状态时,弛豫往往需要更长的时间。因此在多数病变组织中,水分子弛豫往往需要更多的时间,表现为长 T_2 表现。在临床应用中,可以利用这个性质发现病变区域和周围健康组织之间的信号差异。为了增强磁共振成像对水分子弥散的敏感性,可以在原本均匀的磁场上施加一个线性变化的梯度脉冲场。由于进动与磁体强度成正比,质子开始以不同速率进动,从而导致相位分散和信号损失。再施加另一个幅度相同但方向与第一个梯度脉冲方向相反的梯度脉冲,使质子得以相位重聚。相较于"未发生位移"的质子来说,那些在两次梯度脉冲之间的时间间隔内发生了移动的质子,其相位重聚并不完美(即不能够完全恢复到相位分散之前的状态),从而导致接收到的磁共振信号减少。因此,拥有不同弥散特征的水分子之间就产生了对比度,即弥散程度越高的水分子,在两次梯度脉冲之间位移较大,在相位重聚后被采集到的磁共振信号越低,而相对弥散程度低的水分子,两次梯度脉冲之间位移较小,则能够采集到较高信号。这种"梯度脉冲场"的方法首先由 Stejskal 和 Tanner 引入[1]。

我们可以使用表观弥散系数(apparent diffusion coefficient, ADC)描述磁共振信号和梯度脉冲场之间的关系。这个关系通常被表示为:$\frac{S}{S_0}=\exp(-b*ADC)$。其中 S_0 代表没有弥散加权的信号强度,S 为施加梯度场之后的信号强度,b 值包含了梯度脉冲的多种参数,反映用于生成梯度的强度和时间的因素,具体为:$b=\gamma^2 G^2 \sigma^2\left(\Delta-\frac{\sigma}{3}\right)$,其中 γ 为磁旋比,G 为梯度强度,σ 为梯度脉冲持续时间,而 Δ 表示两次相反方向梯度脉冲之间的时间间隔。随着梯度幅度和持续时间的增加以及梯度脉冲之间的间隔变宽,可以获得更大的 b 值。ADC 值描述了体素中水分子基本的弥散特征,表明水分子在组织中弥散过程的不自由程度。弥散受限可以由多种机制引起,例如封闭空间、障碍物或者弯曲,以及其他体素内部不连贯运动(intravoxel incoherent motion, IVIM)等引起。例如小血管中的血流或脑室脑脊液流动引发的信号衰减。通过以上分析,不难发现 dMRI 实际上是通过弥散过程对图像进行"加权",并且弥散越快,b 因子越大,信号衰减越迅速。然而值得注意的是,dMRI 仍然对 T_1 和 T_2 弛豫对比度敏感,有时可能会造成混淆。为了得到纯粹反映弥散信息的图像,必须采集至少两个不同 b 值的图像以计算出 ADC 值。

弥散张量是一种很实用的描述弥散各向异性(anisotropy)的方法。弥散张量成像(diffusion tensor imaging, DTI)在研究某些具有类似于某些晶体的各向异性的内部纤维结构(如脑白质神经轴突或心肌纤维)时非常重要。其中各向异性指的是各方向属性独立的性质,这意味着不同的方向拥有不同属性。与之相对应的各向同性,即各个方向上属性并无差别。在弥散磁共振成像的语境下,这里的属性指的是弥散特性。对于各向异性的组织来说,水分子将在与内部结构一致的方向上更快地弥散,而在垂直于该方向上,水分子将更缓慢地弥散,即在不同测量方向上弥散速率存在差异。这两种运动(平行和垂直于纤维)之间的差异正是 DTI 的基础。

不同方向弥散引起的位移能够被一个包含 9 个弥散系数的张量 D 表示。

$$D = \begin{bmatrix} D_{xx} & D_{xy} & D_{xz} \\ D_{yx} & D_{yy} & D_{yz} \\ D_{zx} & D_{zy} & D_{zz} \end{bmatrix}$$

由此可以导出代表主要弥散方向的特征向量(eigenvectors)ε_1、ε_2、ε_3;以及沿着三个主要弥散方向的弥散系数 λ_1、λ_2、λ_3,也被称为特征值(eigenvalues)。弥散张量和特征值从某种程度上代表了组织的弥散各向异性的程度。根据不同组织特征值的不同,可以将这些组织大致分为三类:①$\lambda_1 \approx \lambda_2 \approx \lambda_3$:在这种情形中,弥散各向同性(isotropy),代表张量的椭球形等价于球形;②$\lambda_1 > \lambda_2 \approx \lambda_3$:在这种情形中,存在一个主要弥散方向,张量为椭球形;③$\lambda_1 \approx \lambda_2 > \lambda_3$:在这种情形中,张量呈圆盘状[2](图 3-2-1)。

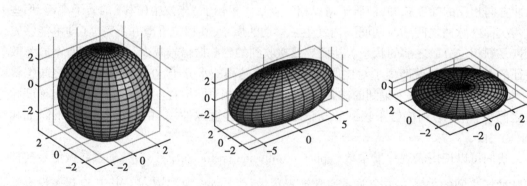

图 3-2-1　弥散各向异性的程度

弥散张量模型能够很好地模拟第二类情形,即存在一个主弥散方向,但是第一和第三类情形更加复杂,弥散张量模型并不能很好的描述纤维的走行。然而,在实际情形下,人脑组织中存在大量的第一和第三类情形,使得仅仅使用弥散张量模型很难准确描述组织内纤维走行的真实情况。例如当存在纤维交叉、发散等情况时,第一和第三类情形就会出现。在这些情形下,就需要更加复杂的模型来描述这些纤维的真实走行情况。通过增加弥散敏感方向[通常使用 HARDI(high angular resolution diffusion-weighted imaging)技术]就能够描述不同纤维成分的弥散分布情况。弥散张量模型有一个假设是一段时间内的水分子的位移服从高斯分布(Gaussian distribution)。但是,实际情况下这种理想化是不存在的,也有可能导致估计错误。最好的办法是直接通过 q 空间的傅里叶变换(Fourier transformation)得到水分子位移的概率密度函数(probability function)。在实践过程中,可以通过这种思路得到相对较好的纤维走行的估计。其中一种近似就是使用多个张量模型,将传统的张量模型中的高斯分布假设扩展为高斯混合模型假设,这也是对简单的高斯模型和 q 空间方法的一个折中。

二、弥散磁共振数据采集

(一)弥散张量成像

DTI 需要在多个方向进行水分子弥散测量,并使用张量分解提取与纤维平行和垂直的弥散速率($\lambda_{//}$ 和 $\lambda_{\perp}$)。这些弥散率被用于计算各种弥散参数,例如平均弥散系数(mean diffusivity, MD)或分数各向异性(fractional anisotropy, FA)。尽管已经提出了几十种基于弥散的测量方法,但 FA 仍然是在脑研究中使用最广泛的弥散指标。FA 取值介于 0 和 1 之间,描述不同体素弥散的各向异性差异。在白质中,各向异性很高,反映了沿纤维的快速弥散和与它们垂直的慢弥散。在灰质和脑脊液中,各向异性接近于零,因为弥散在所有方向都相似。DTI 除了具有测量各向异性分数这个优势之外,另一个优势是它的旋转不变性(rotationally invariant),它可以始终给出主弥散方向,而不管纤维在空间中的位置如何。因此,使用 DTI 不仅可以提取弥散率的大小,还可以提取它们的空间位置信息。1999 年,Pajevic 和 Pierpaoli 建议使用颜色编码以二维可视化 3D 信息[3]。最基本颜色编码方案是红-绿-蓝(RGB)颜色编码,即左右方向的纤维以红色显示,前后方向的纤维以绿色显示,而上下走行的纤维以蓝色表示。研究者进而可以利用 DTI 中的 3D 信息来模拟纤维束的虚拟走行轨迹,这种技术也被称为纤维示踪(fiber tracking)。这类方法的基本假设是,沿着纤维的运动有最大弥散速率。在此基础之上,我们通过连接每个体素中最大主弥散率的方向而产生连续的实线,完成对纤维素走行的模拟。

虽然 DTI 是应用最广泛的弥散磁共振成像模型之一,也有不容忽视的局限性。DTI 模型最根本的局限性在于,张量框架在每个成像体素内仅假定了一个单一的直线纤维取向(即主弥散方向),因此不足以描述包含具有复杂纤维构型或多种纤维群体的体素内的弥散数据。这个问题通常被称为"纤维交叉(fiber crossing)问题",是指在某些体素中白质纤维的结构并不仅仅由单一的直线状纤维群体构成,包括发散、弯曲、交叉等。在弥散成像技术界广泛接受的一个事实是,使用简单的弥散张量模型模拟复杂的纤维走行往往会得到不正确的结果。一方面,临床磁共振仪器采集的弥散加权数据通常限于 2~3mm 的空间分辨率,另一方面,大多数白质纤维束相对较小,所以纤维交叉问题对 DTI 临床应用推广仍然是一个严重障碍。实际情况下,绝大多数白质纤维走行的体素中都包含了多个方向走行的纤维结构,所以即使是一个不正确的方向估计或者是一个相对较小的方向估计误差,也足以导致该算法偏离航向或产生完全错误的纤维束,从而导致不正确的结果。

由此引出的另外一个严重问题是对于 DTI 模型中 FA 值的解释。在神经科学领域,通常认为 FA 是白质纤维"完整性(integrity)"的一个指标。正常、完整的白质纤维应该有较高的 FA 值,而若其发生病变、完整性减低,则应该表现为降低的 FA 值。但是,即使在白质完整性没有变化的健康人群中,FA 值也会发生很大变化。临床研究中发现,在某些病变中本应该完整性下降的白质组织却表现出了 FA 值的增高。而这些 FA 值的变化更大可能是由于上述的纤维交叉问题所导致的,因此纤维交叉在张量模型应用方面的负面影响不容忽视。

dMRI 扫描参数很大程度上取决于磁共振成像仪的型号、场强等。当前较为主流的 DTI 数据采集序列为单次自旋回波平面成像(single-shot spin-echo planar image,SE-EPI)序列,本书推荐 3.0T 磁共振成像仪的 DTI 具体参数为:TE=89ms,TR=5.5s,体素大小为 1.25mm × 1.25mm × 1.25mm,111 层,间隔 =0mm,b 值 =1 000s/mm^2,2 000s/mm^2,3 000s/mm^2,每个 b 值下扫描 90 个不共线方向,同时采集 b_0 像。采用左右、右左两次极性相反的相位编码信号。

(二)弥散峰度成像

虽然在弥散磁共振成像中 DTI 占据了相当大的比重,但 DTI 假定的过于简化的弥散过程并不能完全反映阻碍和限制水分子弥散的复杂的底层细胞成分和结构。这一节介绍的弥散峰度成像(diffusion kurtosis imaging,DKI)却可以部分克服 DTI 的某些局限性。

DTI 假设水分子弥散的位移服从高斯分布,然而当使用较高 b 值时(一般指 b 值超过 1 000s/mm^2),这个假设在白质和灰质中都被证明是不恰当的。因为在生物组织中,复杂的细胞成分和结构限制了水分子的弥散,必然使水分子无法做"自由"的分子热运动。此外,过分简化的弥散张量模型,很难真正有效地描述相对各向同性的组织,例如灰质、交叉纤维以及发散程度很高的纤维。因此 Jensen 引入了弥散峰度成像(DKI),它是 DTI 模型的直接扩展[4]。

DKI 模型是相对于 DTI 来说是更加高阶的模型(可以简单理解为模型复杂度更高)。通过量化非高斯弥散的程度,DKI 相对于 DTI 能更准确地模拟弥散加权信号的衰减。为此,DKI 模型在 DTI 模型的基础之上增加了 b 值二次项,具体可以表示为:

$$\frac{S}{S_0} = \exp\left(-b * ADC + \frac{1}{6}b^2 * ADC^2 * AKC\right)$$

其中 S_0 代表没有弥散加权的信号强度,S 为施加梯度场之后的信号强度,ADC 为表观弥散系数,AKC 为表观弥散峰度系数(apparent kurtosis coefficient),是量化弥散非高斯性的无量纲度量指标。在 DKI 中,"峰度"一词指的是水位移分布的归一化和标准化的第四中心矩,用于度量分布的尖部的"尖锐"程度。峰度高于正态分布时,峰形较尖,峰度低于正态分布时,峰形平缓。如图 3-2-2 所示,当 AKC=0 时为弥散服从高斯分布曲线,当 AKC ≠ 0 时曲线的"尖锐"程度发生改变[5]。图 3-2-2 显示了三种不同峰度的分布,当 $K>0$ 时分布更"尖",分布更加向平均值靠近,而当 $K<0$ 时,分布更"平滑",分布更加远离均值。

它可以量化自由弥散状态下水弥散位移分布与真实状态水弥散分布状态的偏差,从而提供了弥散障碍或限制程度的度量。

由于模型复杂度的提高,采集 DKI 数据需要更长的采集时间,想要计算出 DKI 模型中所有参数至少需要两个非 0 的 b 值以及至少 21 个不共线的弥散梯度方向。但和 DTI 采集一样,为了提升图像质量以及重建过程的稳健度,DKI 往往需要高于这两个最低指标进行采集,又进一步增加了扫描时间。

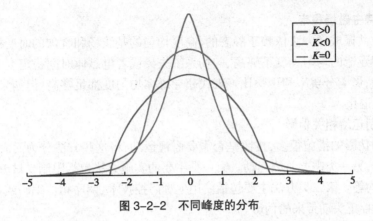

图 3-2-2　不同峰度的分布

DKI 数据通常的扫描序列为单次自旋回波平面成像（single-shot spin-echo planar image, SE-EPI）序列，建议的扫描参数: TR=5 000ms, TE=98ms, 矩阵 =128×128, FOV= 256mm×256mm, 层厚 =3mm, 48 个轴向层面连续采集，在 b 值为 1 250s/mm^2 和 2 500s/mm^2 梯度下采集 25 个不共线方向，以及 b_0 像。

（三）高角分辨率弥散成像

DTI 的发展以及过去二十年来由弥散张量导出的定量参数是弥散磁共振成像领域的重要里程碑。但 DTI 存在的诸多局限性影响了我们对各向异性的解释以及基于弥散数据的纤维束追踪的准确性。为了解决纤维交叉带来的种种问题，高角分辨率弥散加权成像（high angular resolution diffusion imaging, HARDI）这一扫描序列和数据采集策略应运而生[6]。

HARDI 采集本质上与标准 DTI 采集相同，不同之处在于使用了大量不共线的弥散加权梯度方向，以及可使用比 DTI 认为最佳的 b 值更大的 b 值。所以，实际上 HARDI 并不是一种完全不同的采集策略。如果方向的数量相对较大（≥40），则序列通常会被视为 HARDI。另外值得一提的是，HARDI 本身仅仅是一种数据采集策略，并不是一种数据重建手段。事实上，使用 HARDI 采集的数据仍然可以使用 DTI 模型来重建，但需要注意的是 HARDI 主要是为了使用更加复杂的重建模型而设计的。

常见的 HARDI 数据采集参数如下: HARDI 采集和 DTI 相似，序列认为 SE-EPI 序列，包括 $b=3$ 000s/mm^2, TR/TE=14.8s/111ms, 体素尺寸为 2mm×2mm×2mm 和 128×128 矩阵的 64 个梯度方向，以及 b_0 图像。

三、弥散磁共振成像质控要点

由于与常规磁共振成像方式相比，多方向弥散磁共振采集的信噪比（signal noise ratio, SNR）相对较低，扫描时间相对较长。因此，磁共振弥散加权成像（diffusion weighted imaging, DWI）容易受多种伪影的影响，包括涡流伪影、床振动伪影等，而生理噪声例如大幅度的头部运动或呼吸运动也能够产生严重的伪影。患者位置改变、不同脉冲序列、金属或其他成像变量的变化也会导致在图像采集过程中图像的失真。即使 DWI 中的伪影只是几个像素的异常同样会导致张量的估计误差，进一步影响由张量导出的各种指标，例如分数各向异性（FA）、平均弥散率（MD）等。随着弥散磁共振技术在临床和科研工作中广泛应用，提高实用性而降低因图像质量带来的错误估计越来越受到大家的重视。下面简要介绍弥散磁共振质控的几个基本要点。

（一）保持主磁场稳定

大多数磁共振成像方法依赖于静态的、高度均匀的基线场和叠加的时变梯度场。如果主磁场设计和建造的均匀程度不够高、匀场系统失灵或者电磁体时间稳定度不够高都会使图像质量变差，影响分辨率和信噪比。现代超导磁体均匀度都足够高，但如果维护不当，磁体均匀度也会退化。

（二）抑制运动相关伪影

抑制运动伪影的措施很多，按照是否需要监视运动，将这些方法分为两大类，一类为不需要监测运动，另一类需要监测运动。第一类主要的实施方法包括限制受试者的运动、屏住呼吸、信号平均等。第二类方法主要包括使用生理门控技术、调序相位编码或者使用光学跟踪系统来实时校正头动带来的伪影。

（三）成像质量控制

主要包括强度伪影检查、百叶窗伪影检查等。

（四）扫描后检查成像质量

使用经过质控的 DWI 数据进行 DTI 建模，计算 DTI 标量指数（FA、MD 等），然后根据主特征向量计算颜色编码的 FA。可以通过纤维示踪技术来观察主要纤维束是否存在变形和缺失等异常。

四、弥散磁共振数据预处理

基于平面回波序列（echo-planar imaging，EPI）的图像的变形失真一直都是高场磁共振（3T 及以上）成像的一个问题。空气 - 组织分界磁化率差异引起的磁场不均匀导致了信号的丢失和畸形。弥散数据通常需要经过一些处理（如涡流校正、畸变校正等）之后才能够进行各种定量分析，通常我们将这些处理称为图像的预处理，下文中将简述磁敏感伪影校正和涡流效应校正。

（一）磁敏感伪影校正

弥散成像数据通常使用 EPI 序列采集，而 EPI 图像对磁场不均匀性非常敏感。磁场在靠近鼻窦位置的不均匀性最为明显，导致在额叶和下颞叶附近常常出现磁敏感性伪影。由于畸变的产生，使得功能或者弥散图像不能够很好地与结构图像配准，从而使得参数估计系统偏差的产生。开源软件 FSL 中的 topup 工具能够检测这种敏感性差异导致的场不均匀性。具体的方法是通过两次或者多次不同参数采集，以得到场 - 畸变的映射关系。通常的操作是采集两次极性相反的相位编码信号，这意味着在两次采集会得到两次恰好相反方向的失真[7]。通过这两次采集得到图像的差异以及采集参数的差异，topup 通过最大似然估计的方法得到一个反畸变场，使得作用后的两次采集的图像体积尽可能相同，从而实现磁敏感效应的校正。

（二）涡流效应校正

弥散磁共振成像不同于其他类型的磁共振成像，往往会使用强而持久的梯度脉冲，尤其是在 DTI 扫描中更加常见。由此引发的最常见的问题之一是所谓的涡流效应（eddy current effect），这是由于弥散加权梯度关闭后残留的梯度场造成的。弥散加权梯度方向的不同会造成不同类型的失真（缩放、偏斜或移位）。在张量计算中，这些不同失真的图像会导致像素的误配准，表现为大脑周围的高各向异性环。此外，由于受试者的自主或者不自主运动也能导致图像的位移或者变形。FSL 软件中的 eddy 工具能够有效检测由于涡流或者运动引起的图像畸变并加以矫正。

五、结构连接和网络

人脑是一个复杂的系统,能够高效地生成和整合来自多个来源的信息。因此研究人类大脑中解剖连接的模式至关重要,因为它可以增加我们对大脑功能产生的理解同时也能加深我们对精神障碍脑功能缺陷的理解。单个神经元是大脑的基本元素,人脑中存在巨大数量的神经元(大约 10^{11} 个),因此构建全脑神经元层面的解剖网络现阶段是不现实的。在脑结构方面,脑白质结构网络分析的最常见水平为功能、结构脑区水平。分析表明,这些结构网络包含许多有趣的拓扑性质,例如大脑区域存在集群、层级以及"小世界"拓扑结构。弥散数据,尤其是使用纤维示踪的方法也能够用于构建这种结构连接[8]。

使用 DTI 数据构建结构网络的一般方法为:①在个体空间上,将 T_1 加权图像和 DTI 图像(b_0)进行配准;②将 T_1 加权像变换到标准 MNI 空间,得到变换矩阵 T;③对标准空间中的 AAL 模板使用逆变换(T^{-1})得到个体空间上的 AAL 模板;④对个体空间中的 DTI 数据使用确定性或者概率性纤维示踪方法进行纤维追踪;⑤计算个体空间中感兴趣区的纤维连接,得到个体白质连接矩阵;⑥使用非参数符号检验得到群体中每一对感兴趣区之间的白质纤维连接情况,得到群体的白质连接矩阵。

白质结构连接的拓扑属性分析主要分为小世界属性(small world property)分析、中介中心性(betweenness centrality)分析以及脆弱性(vulnerability)分析、拓扑学分布(topological distribution)分析。

白质结构网络测量通常以多种方式表示。小世界网络被正式定义为比随机网络(random network)更加集群的网络,但具有与随机网络大致相同的特征路径长度(characteristic path length)[9]。一般地说,小世界网络应该同时具备高度隔离度和集成度。在网络局部,单个节点周围的三角形分数称为聚类系数(clustering coefficient)。因此,网络的平均聚类系数反映了各个节点周围的集群连接的普遍性,也是目前最为常用的反映结构网络总体隔离度的常用指标之一。但值得注意的是,平均聚类系数可能受到具有低度的节点的不成比例的影响。更复杂的隔离度度量不仅可以描述密集互连的区域组的存在性,而且还找到这些模块(module)的确切大小和组成。通过将网络细分为不同节点组,使最大可能数量的同组节点连接以及最小可能的组间连接来定义。我们将这种度量称作模块化(modularity)。路径长度(path length)估计了大脑区域之间结构整合的可能性,较短的路径意味着更强的整合潜力,也意味着功能上的整合。当区域之间相互连接的白质纤维束越多时,区域之间的拓扑学上的路径场长度就越短,反之亦然。网络中所有节点对之间的平均最短路径长度称为网络的特征路径长度,是脑结构网络集成性的最常用度量之一。但是需要注意的是,特征路径长度容易受到长路径的影响(例如在稀疏连接网络中,某些节点并不和网络中其他的节点相连,就产生了无限长的路径长度),因此在对结果进行解释时需要注意。

除了刚刚提到的网络全局属性度量,节点属性度量在白质结构网络分析中也非常重要。节点度(degree)是我们在研究复杂网络拓扑属性时最先接触的度量之一。对于给定的节点,其节点度等于其与网络中剩余所有节点的连接强度(connectivity strength)的总和。当两个节点之间重建出的流线(streamline)越多时,这两个节点之间的连接强度越高。一旦估计了所有节点的强度,就可以了解这些测量如何在整个网络中分布。节点度分布允许我们确定我们的网络是否包含一些充当连接"枢纽(Hub)"的节点。在包括脑结构网络在内的很多真实世界中的网络的度分布往往呈现出大尺度分布（broad scale distribution）的趋势。这也意味着这些网络中往往存在某些高节点度的节点（枢纽），而大多数节点的节点度较低。中介中心性是通过测量某节点参与网络中所有节点对之间最短路径构成的比例。通俗地讲可以将此度量视为某节点位于其他节点对之间的程度。如果信息沿最短路径传播，那么中介中心性高的节点将参与更多信息流的传输，从而代表了网络的中心元素。从这个意义上讲，这样的节点可能在传递信息中起控制作用。

从上面的分析中可以看出，通过 DTI 纤维束追踪技术，我们能够建立宏观的白质连接网络。与功能脑网络分析类似，白质结构脑网络分析也能够提供宏观的大脑网络属性的信息，为研究正常人及精神障碍患者的认知行为的神经机制奠定了基础。

六、在精神影像中的应用

精神分裂症、抑郁症、阿尔茨海默病等精神神经疾病是危害人类健康的重要脑疾病，给社会经济的发展带来沉重的负担，更给个人和家庭带来严重的负面影响。但在临床实践中，常规的 T_1、T_2 序列很难发现肉眼可见的病变。在科学研究领域，弥散成像技术对研究神经组织细微结构改变，尤其是白质纤维的结构改变有着十分高的敏感性。此外，因为弥散图像还包含关于纤维取向的方向信息，所以它们也可以使用纤维追踪技术进行分析。这些方法可以推断显示两个脑区之间可能的连接模式以及白质纤维的结构信息。除了在纤维交叉和白质纤维走行模式复杂的区域外，都可以依靠对弥散张量的特征向量的主方向进行追踪从而获得大致的白质纤维素走行。然而很不幸的是，弥散成像中绝大多数的体素内的纤维走向都比较复杂，这也是影响弥散磁共振研究结果可重复性的一个重要方法学因素，在本小节的最后会详细地介绍。通过和其他模态结合，我们还能够比较白质结构连接和静息状态功能磁共振或与任务相关的功能磁共振测量得到的功能连接进行对比，从而获得仅凭单一模态很难获得的多元信息。同时，得益于磁共振成像的普遍优势，弥散成像不需要注射对比剂，没有放射线的影响，这使得 dMRI 可以在短期内在活体上多次测量，这是其被广泛使用的主要原因之一。

临床弥散张量研究主要依靠 FA 和 MD 作为脑完整性的标志物。当然除了这两个最常用的指标之外，还存在诸如轴向扩散率（axial diffusion, AD）、径向扩散率（radial diffusion, RD）等指标。轴向扩散率取值于三个特征值中的最大值，反映沿轴突的纵向扩散。径向扩散率取第二和第三特征值的平均值得出，代表扩散的横向方向，其更受细胞结构和髓鞘形成的约束。总的来说，这些值（FA、MD、AD、RD）可以被解释为白质纤维的微观结构的指标，但是需要基于可靠的数据和可靠的模型。在受损或萎缩的白质纤维中，由于自由扩散增加，MD 值更高。由于水分子在主要运动方向上失去相干性，FA 值相应会减少。轴向扩散的减少主要由于组织扩散的障碍增加，而白质纤维完整性的损坏可能导致垂直方向扩散障碍的减小而增加径向扩散率。在解释这些特征值的时候需要注意的是它们并不是完全独立的测量，相反由于它们都由张量模型中的三个特征向量计算而来，所以从某种程度上来说，它们之间是具有某种函数关系的。

在过去的十年中，精神影像学领域凭借 DTI 技术在精神障碍机制研究方面取得了一定的成绩。例如，在精神分裂症的研究中，Sun 等人将白质纤维的 DTI 参数作为特征值，通过层级聚类的方法，得到两类患者；进一步研究发现，这两类患者具有显著不同的临床特征，从而验证了精神分裂症患者群体固有的异质性以及白质纤维弥散属性在发现精神障碍亚类中的独特优势[10]。另外一项基于白质纤维弥散属性的图论分析发现精神分裂症患者中广为接受的"失连接"现象不仅仅发生在网络之间，这种现象同时也发生在网络内部，进一步增加了我们对精神分裂症早期结构网络改变机制的认识[11]。在抑郁症患者研究中发现：通过内囊前肢的前丘脑白质连接在抑郁症患者中是异常的，有自杀未遂病史的抑郁症患者中比没有自杀企图史的患者异常更为显著[12]。当然，以上结论都局限于科学研究阶段，基础的生物学机制还亟待探明。下面将结合当前国际研究现状详细介绍白质结构研究在临床工作中的作用。

（一）白质结构研究在精神障碍中的研究

使用弥散磁共振成像技术可以很容易获得能在某种程度上反映白质纤维完整性的度量指标，例如 FA 和 MD。在既往研究中，使用这一技术在不同的精神障碍中均有不同的白质结构"异常"或者差异的发现。分数各向异性（FA）能够从某种程度上反映白质纤维束的完整性。通常，FA 与白质结构完整性正相关，FA 减少往往提示细胞微结构的异常（即白质通路的完整性异常）相关[13]。在统计学上，通常有两种比较不同人群白质纤维素 FA 值差异的方法。第一种为基于体素的分析（voxel based analysis，VBA）。这种比较方法通过对标准空间内对应位置的体素做大量独立的重复统计检验（t 检验或者 F 检验），来区分不同人群中白质纤维的 FA 值的异常，其结果往往受到多种比较的影响，所以在对结果进行解释时往往采用了较为严格的多重比较校正。另外一种为基于纤维素的空间统计学（tracks based spatial statistics，TBSS），这种方法使用最高 FA 建立白质纤维骨架，并报告该白质骨架内的异常[14]。这种方法减少了需要做比较的体素，从而增加了统计学效力。在不同的精神障碍（如重度抑郁症、精神分裂症、注意缺乏多动障碍等）中，患者脑白质纤维结构都发现了不同程度的异常，主要表现在白质纤维的 FA 值的降低，即白质纤维完整性不同程度的破坏。在重度抑郁症中，最近的 DTI 研究发现，患者下额枕束、上纵束、胼胝体、下纵束以及丘脑辐射的 FA 均发现有不同程度的下降[15-17]。但是这些研究或多或少受到了样本量较少、药物治疗的影响。而一项仅纳入未用药重型抑郁障碍患者的荟萃分析发现：排除药物影响之后上纵束、胼胝体、丘脑辐射的白质完整减少仍然显著[18]。

精神分裂症是一种严重的精神障碍，其特征在于对现实的感知或表达的异常。它最常表现为幻听，偏执或奇异的妄想，或具有严重的社会或职业功能障碍以及无组织言语和思维。精神分裂症的一个主要假设是，这种疾病表现为神经回路的破坏[19]。精神分裂症的断开假说得到了 DTI 研究的支持：患有精神分裂症的个体组在额叶和颞叶中显示出白质纤维 FA 值一致地减少。精神分裂症患者和健康对照组之间差异最大的白质区域是扣带回（这个区域的涉及错误检测和注意力功能，以及作为联系边缘系统和高级皮质的桥梁）、胼胝体（对于半球间信息交换至关重要）和额叶白质（额叶内也被认为包含了高级认知中枢）。而上纵束、下额枕束、钩状束、前纵束和弓状束在研究中则较少报道。这些白质纤维影响信息在脑区内和脑区间转移。几乎在所有研究中，患者组都被发现具有较低的 FA 值。这些白质纤维中的较低 FA 支持皮质 - 小脑 - 丘脑 - 皮质回路的破坏，其被认为是精神分裂症的潜在的病理生理基础。这间接支持精神分裂症的病因学和病理生理学的神经连接中断的假设。dMRI 和遗传学结合的研究能够确定这种白质弥散性质的改变到底是精神分裂症的病理生理学特征或本质，还是疾病的附带现象或者后果。该研究依赖于对具有精神病的症状但尚不能构成诊断的青少年 / 年轻成年患者的脑结构和 / 或功能的重复观察，目标是确定发病前向完全疾病过渡的变化过程。通过疾病发作之前或早期阶段的详细评估，研究人员可以研究特定的神经生物学变化是否会导致精神分裂症。此外,通过区分与遗传风险相关的神经生物学改变(即出现在患者的一级亲属中的特征)与精神病初始发生时的但与遗传风险无关的白质弥散性质的改变,可以更加明确神经发育影响可能涉及疾病的病因学和病理生理学改变。最近针对精神病高风险年轻人的DTI研究表明,在疾病发作之前白质FA就出现了降低的改变,这种早期变化还成功预测了15个月之后随访时发现的社会功能的恶化[20]。这些结果表明早期白质完整性可以预测功能结果。除了在疾病发作之前已知的神经生物学变化之外,一些研究发现了异常的FA在精神分裂症中的功能意义[21]。临床研究也发现了临床症状相关的FA改变。例如:胼胝体、下额枕束区域白质内弥散性质改变可能与严重的幻觉有关,并且额颞-边缘-回路中FA下降可能与患者的冲动性增加有关。需要注意的是,仅仅将临床和行为表型与DTI测量联系起来或许只能部分解释观察到的组间差异,因为这些行为或者量表测量可能与DTI测量值关系更紧密而不是与疾病的分界更加相关。这也是为什么我们提倡关注组间差异的同时也需要将精神障碍视为一个连续变化的谱系来研究,因为症状或者是认知的改变可能与神经结构或者功能的客观改变更相关,而正常人和患者之间并非一定截然不同。

由于弥散磁共振成像对水分子弥散性质改变具有极高的敏感度,这一技术也常常被用于研究和神经发育相关的课题中。ADHD是一种常见的神经发育障碍,始于儿童期,其特点是年龄不匹配的多动,冲动和注意力不集中。ADHD的全脑DTI研究已经成功地确定了各种脑区的FA增加和减少,包括前额叶白质、颞叶皮质、扣带束、胼胝体和小脑[22,23]。一项白质TBSS荟萃分析结果显示,儿童,青少年和ADHD成人均表现出了散在的显著的白质FA的减少,即提示ADHD患者人群中存在广泛的白质纤维弥散性质的改变。受影响的区域主要包括胼胝体、下纵束、下额枕束、钩状束、皮质脊髓束、小脑脚[24]。TBSS研究的结果相较于对应的VBA分析具有更高的统计学效力,对细微的白质结构完整性差异具有很强的分辨能力,所以表现出来的损伤模式也更加广泛。

(二)白质结构网络研究在精神障碍中的研究

基于网络的结构连接分析为研究健康人和神经和精神障碍患者的大脑提供了一种新技术。图论提供了一种定量描述大脑结构连接组的有效方法。其背后的假设是:弥散磁共振技术能够准确描述大脑不同区域之间的白质纤维连接模式。虽然它的基础-纤维追踪技术现在还存在诸多方法学上的问题,特别是在使用过于简化的弥散数据时,使用拓扑学的方法对白质纤维连接模式进行定量的分析仍然是一种有意义的探索,也是未来研究的趋势。结构连接性的异常与若干神经和精神障碍相关,包括痴呆,肌萎缩侧索硬化,多发性硬化和精神分裂症等。这些评估更新了我们对这些患者临床表现的理解。许多神经和精神障碍可以被描述为失连接综合征(disconnection syndrome),因为它们的症状和临床表现可能与大脑区域间的整合异常有关,而这些区域是提供特定功能的大规模网络的一部分。许多研究使用图形理论分析阿尔茨海默病患者,这是最常见的痴呆类型。阿尔茨海默病(Alzheimer's disease, AD)患者淀粉样蛋白β沉积的位点与网络中枢纽(Hub)的位置相关,这些区域包括后扣带皮层和楔前叶,顶下小叶,以及内侧额叶皮质[25]。此外,在结构网络发现AD患者小世界网络性质发生变化的同时,这种现象也在使用其他方法的研究中同时被发现[26,27]。因此小世界网络特性的丧失或者改变可能成为临床上有用的诊断标记。研究还发现:与对照组相比,AD患者的全局聚类系数和特征路径长度增加;经典的"枢纽"(即颞叶和顶叶皮质)的中介中心性显著减低而联合皮层(舌回、外侧枕颞脑回、边缘旁皮质)的中介中心性增加[28]。

越来越多的证据表明,网络性质的变化是精神障碍中结构和功能性大脑变化的基础,可能更加敏感地检测大脑异常,相较于单独脑区的结构和功能特性发生改变具有更大的优势[29]。上文也提到,精神分裂症可能是由于失连接综合征引起的。Wernicke 于 1906 年首先提出精神分裂症可能涉及大脑白质纤维的破坏。通过使用结构连接组重建和分析,研究者确实发现了精神分裂症患者的网络中断现象。一般来说,这些研究结果表明,精神分裂症可能涉及结构性脑网络的全局整合性降低,以及关键的高级中枢:额叶和顶叶枢纽在整个网络架构中的作用减少,从而导致整个网络整合信息的能力下降[29]。此外,研究还发现脑网络枢纽之间的连接性降低,结构和功能连接之间的耦合也减少了[30]。因此,在 Wernicke 关于精神分裂症的最初想法一个多世纪之后,这种病理生理学改变正在被连接组学证实。

（三）机器学习结合弥散磁共振成像在精神影像学中的作用

近年来,代表精神障碍的生物学标志物数量大量增加,包括神经系统成像、神经心理学测试、遗传学、蛋白质组学[31-33]。我们之前已经提及过,磁共振成像因为其非侵入性、无辐射、多模态的优势已经在神经精神障碍研究中占据了一席之地。弥散成像更是能够提供白质纤维束的完整性和结构网络的重要信息。机器学习（machine learning）是通过建立起某种模型,对我们感兴趣的变量,例如:疾病预后、治疗反应、临床特征、疾病分组等,作出预测的方法。根据数据类型的不同,可以将机器学习大致分为三种可能的学习类型,包括监督学习、半监督学习和无监督学习。如果感兴趣变量为标记过的数据,例如:患病与否、药物疗效好坏、受试者分组情况等,则为监督学习;但感兴趣变量仅一部分被标记,则为半监督学习;最后,若感兴趣变量完全未被标记时,则为无监督学习。学习方法可以大致分为线性和非线性方法。线性方法更简单,可解释度更强,但是往往对复杂数据拟合能力较差;而非线性方法更灵活,能够更好拟合数据,但是却容易过拟合以及可解释度较低。根据预测变量的不同,可以进一步将方法分为两类:分类或回归。基于分类的方法尝试通过离散和分类标签对数据进行分类,而基于回归的方法将数据拟合为连续函数,从而使用连续的数据标签。对于无监督学习,主要为聚类方法 – 基于潜在的相似性将数据分组为聚类[34,35]。

机器学习过程主要分为两大块:模型的建立以及模型预测能力的评估。模型建立时涉及各种算法的选择,从简单的线性回归（linear regression）到复杂的神经网络（neural network）算法都属于机器学习的范畴。并不是说算法越复杂或越高级,机器学习的结果就越好,越容易被大家接受。机器学习的最终目的还是在于对感兴趣变量的预测,即模型的好坏不能够用算法的复杂程度来衡量,而应该用模型预测能力的强弱来衡量。

对于分类问题,一些常见的模型验证指标包括准确性（accuracy）、特异性（specificity）、灵敏度（sensibility）和接受者操作特征曲线（receiver operating characteristic curve）。准确性测量有助于评估预测模型对整体测试数据的准确程度。特异性和灵敏度测量评估预测模型对测试数据的每个标签的准确程度,而接受者操作特征曲线说明学习方法的整体性能。

对于回归问题,一些常见的验证度量包括相关系数（correlation coefficient）和均方误差（mean squared error）。相关系数及其相应的显著性值（即 p 值）有助于证明模型预测与实际标签值的相关程度,均方误差有助于评估模型预测中的误差水平。

在模型建立过程中往往会遇到特征太多而样本量太少的情况。为了避免过拟合发生可以使用特征选择（feature selection）的方法。特征选择方法用于将高维数据中的特征的数量减少到有限数量,产生更加准确的预测模型。这些方法主要分为有监督和无监督的方法。

监督方法依赖于标记数据,因为它们在标签的帮助下执行特征缩减。这些方法主要通过选择和感兴趣变量最为相关的特征,从而减少输入数据中的噪声。另一方面,无监督方法仅基于数据本身可用的信息进行降维[36]。

若希望全面评价一个预测模型的预测能力,还需要用到交叉验证(cross validation)的技术。交叉验证用于全面评估预测模型的准确性。现在在精神影像学领域应用较多的几种交叉验证的技术包括但不限于:K折(K-fold)交叉验证、留一(leave-one-out)交叉验证。留一法可以被认为是K折交叉验证的特殊情况(即K=n的情况,n为整个数据集样本量的大小)。该技术首先将数据划分为K个相等大小的集合。然后执行以下操作:①将K个集合中的一个分类为测试集合,同时将其他集合组成训练集合;②使用学习方法通过训练集训练来估计描述数据的模型;③测试测试集上的估计模型;④计算适当的验证测量以确定模型的表现。对于k次迭代重复该过程,每次将不同的集合分类为测试集而不重复。最后,对所有k次验证度量值进行平均,以评估学习方法的综合性能。

通常在强调机器学习方法时,往往是因为引入了较为全面的特征度量,希望能够对新的个体进行预测,以便研究的结果能够像临床应用进行转化。在使用机器学习方法时,往往会结合白质形态学的度量(例如:白质体积)、描述白质纤维弥散性质的度量(包括FA、MD、AD、RD等)甚至是髓鞘化程度等特征来分析。通常为了精确描述不同空间区域的白质的差异,会将白质区分为若干区域或者结合纤维追踪的方法提取不同的纤维束。结合空间信息之后,特征空间的维度将会成倍的增长,此时需要结合特征选择的方法来剔除对感兴趣变量预测作用不大的变量。特征选择的方法有很多中,其中比较常用的是巢式交叉验证(nested cross validation)[37,38]。这种方法将整个数据分为三个部分:训练集(train set)、验证集(validation set)和测试集(test set)。内层循环的交叉验证程序用来进行特征选择和参数/超参数的调节,而外层循环用来评估模型的预测能力。根据不同的需求,巢式交叉验证又可以分为不同的层级。一般来说合并所有白质信息能够提升模型预测的准确性。但是也不排除某些特征对感兴趣变量的预测起反作用的情况,遇到具体问题需要具体分析。

(四)弥散磁共振成像在精神障碍研究中的缺陷

弥散加权磁共振成像技术已经越来越多地用于神经科学研究当中了。由dMRI衍生出来的弥散张量模型具有易用性的特点,此外DTI的结果也具备一定的合理性。这使得DTI迅速被神经科学家所接受,从而被视为探索人类大脑结构连接性的强大而独特的工具。然而,DTI作为一种不那么"精确"的技术,其结果却经常被赋予难以置信的解释,甚至造成了一些误解。在本小节中,将详细探讨弥散加权成像以及DTI的缺陷,使大家更加全面地了解这项技术。

首先需要回顾一下dMRI到底在测量什么。弥散加权MRI实际上是测量两次梯度脉冲之间由于水分子的位移导致的信号的丢失。通过比较施加和不施加弥散梯度的信号强度,便可以计算出由于水分子热运动导致的信号强度的衰减。信号衰减取决于:①弥散时间内(Δ)梯度方向上位移的分布;②梯度强度和持续时间。弥散时间(Δ),梯度持续时间(δ)和梯度强度通常都是已知的,并且通常组合起来可以得到b值(详细计算方法见前述)。根据Cory和Garroway提出的"窄脉冲假设(即当梯度持续时间远小于弥散时间时)"[39],在一定的弥散时间内,某一个粒子运动到某一位置的概率密度函数(即弥散传播函数)完全可以由信号衰减的傅里叶变换形式来描述。弥散传播函数的估计是不需要任何建模假设的。然而,弥散传播函数的完全重建是不可能的,因为它将需要q空间(由梯度方向和b值张成的空间）的无限采样。所以实际情况下,可以采集多个梯度方向和多个 b 值下粒子运动带来的信号衰减对弥散传播函数进行三维空间下的近似估计。但即使是得到这样一个完全的三维空间中的弥散传播函数在临床或者科研实际情况中几乎也是不现实的,因为这意味需要消耗大量的时间来采集足够丰富的信息来估计完全的 3D 弥散传播函数。所以大多数研究者为了缩减采集时间往往只采集单一 b 值下不同方向上的信号衰减。由于所有的编码向量都具有相同的强度,并且位于一个球面上,所以这种方案也被叫作"单壳(single shell)"采集。这种采集的最大的缺点在于:采集到的弥散信息过于有限,由于采集到的水分子弥散信息过于的稀少,处理复杂情况的能力就极其有限,以至于不能直接得到临床或者科研感兴趣问题的答案。

我们再来看看信号衰减到底对什么敏感呢? 首先,它反映了水分子的一般流动性,这取决于温度、黏度、大分子的存在以及许多其他因素。更重要的是,它还取决于细胞的微结构,例如细胞膜、髓鞘、微管等。这种障碍的存在妨碍了粒子弥散,也被称作"受限弥散"。究竟是什么因素导致了白质内弥散信号的改变至今仍不清楚,例如 FA 的改变在不同的环境下有不同的可能性,不能简单地认为 FA 的改变一定是白质完整性改变的结果。另一方面,我们不得不用一些理论模型去解释,例如我们常用的弥散张量模型等(虽然这些模型也可能犯错误)。但我们唯一能够肯定的是,dMRI 测量结果反映了体素内水分子沿着所施加梯度的轴线移动部分受阻的平均程度。不幸的是,若是想得到任何更多的结论就必须涉及建模,也就意味着超出数据解释范围的外推。所以,将 dMRI 数据进一步映射到特定的微观结构是一个十分困难的问题,虽然解决方案有很多,但每个解决方案都需要强大的建模假设。实际操作过程中,诸如有限体素尺寸,弥散空间的有限角度采样以及"单壳"的数据采集的实际限制意味着 dMRI 包含的关于微结构的信息还远远不完整。

基于上面的分析,我们需要额外注意避免对数据的"过度分析"。任何推断包括纤维走行、白质纤维结构完整性等都需要建立在可靠的模型和可靠的数据的基础之上。弥散信号受到多种因素影响,包括但不限于髓鞘形成、轴突密度、轴突直径、膜的渗透性、轴突在体素内的排列方式等。所以在发现白质 FA 变化时,如果没有其他任何证据支持就将 FA 的变化简单归结于是白质纤维"完整性"改变,是不科学的,也是不合理的。

当然,这并不意味着 dMRI 没有用处。实际上,由于它测量的水分子位移通常在几十微米的范围,所以它对组织微观结构的任何变化非常敏感。只不过在实际操作中需要谨慎评估各种误差对实验结果的影响,同时对实验结果进行合理的验证和解释。

(雷都 李文斌)

● 参考文献 >>>

1. Stejskal EO, Tanner JE. Spin Diffusion Measurements: Spin Echoes In The Presence Of A Time-Dependent Field Gradient. Journal of Chemical Physics, 1965, 42(1): 288-292.

2. Parker GJM. Analysis of MR diffusion weighted images. British Journal of Radiology, 2004, 77: S176-S185.

3. Pajevic S, Pierpaoli C. Color schemes to represent the orientation of anisotropic tissues from diffusion tensor data: Application to white matter fiber tract mapping in the human brain. Magnetic Resonance in Medicine, 1999,

42: 526-540.

4. Jensen JH, Helpern JA, Ramani A, et al. Diffusional kurtosis imaging: The quantification of non-Gaussian water diffusion by means of magnetic resonance imaging. Magnetic Resonance in Medicine, 2005, 53: 1432-1440.

5. Marrale M, Collura G, Brai M, et al. Physics, Techniques and Review of Neuroradiological Applications of Diffusion Kurtosis Imaging (DKI). Clinical Neuroradiology, 2016, 26: 391-403.

6. Zhan L, Leow AD, Jahanshad N, et al. How does angular resolution affect diffusion imaging measures? Neuroimage, 2010, 49: 1357-1371.

7. Smith SM, Jenkinson M, Woolrich MW, et al. Advances in functional and structural MR image analysis and implementation as FSL. Neuroimage, 2004, 23: S208-S219.

8. Gong GL, He Y, Concha L, et al. Mapping Anatomical Connectivity Patterns of Human Cerebral Cortex Using In Vivo Diffusion Tensor Imaging Tractography. Cerebral Cortex, 2009, 19: 524-536.

9. Watts DJ, Strogatz SH. Collective dynamics of 'small-world' networks. Nature, 1998, 393: 440-442.

10. Sun H, Lui S, Yao L, et al. Two Patterns of White Matter Abnormalities in Medication-Naive Patients With First-Episode Schizophrenia Revealed by Diffusion Tensor Imaging and Cluster Analysis. JAMA Psychiatry, 2015, 72: 678-686.

11. Li F, Lui S, Yao L, et al. Altered White Matter Connectivity Within and Between Networks in Antipsychotic-Naive First-Episode Schizophrenia. Schizophr Bull, 2018, 44: 409-418.

12. Jia Z, Wang Y, Huang X, et al. Impaired frontothalamic circuitry in suicidal patients with depression revealed by diffusion tensor imaging at 3.0 T. J Psychiatry Neurosci, 2014, 39: 170-177.

13. Taylor WD, Hsu E, Krishnan KR, et al. Diffusion tensor imaging: background, potential, and utility in psychiatric research. Biol Psychiatry, 2004, 55: 201-207.

14. Smith SM, Johansen-Berg H, Jenkinson M, et al. Acquisition and voxelwise analysis of multi-subject diffusion data with tract-based spatial statistics. Nat Protoc, 2007, 2: 499-503.

15. Liao Y, Huang X, Wu Q, et al. Is depression a disconnection syndrome? Meta-analysis of diffusion tensor imaging studies in patients with MDD. J Psychiatry Neurosci, 2013, 38: 49-56.

16. Murphy ML, Frodl T. Meta-analysis of diffusion tensor imaging studies shows altered fractional anisotropy occurring in distinct brain areas in association with depression. Biol Mood Anxiety Disord, 2011, 1: 3.

17. Wise T, Radua J, Nortje G, et al. Voxel-Based Meta-Analytical Evidence of Structural Disconnectivity in Major Depression and Bipolar Disorder. Biol Psychiatry, 2016, 79: 293-302.

18. Jiang J, Zhao YJ, Hu XY, et al. Microstructural brain abnormalities in medication-free patients with major depressive disorder: a systematic review and meta-analysis of diffusion tensor imaging. J Psychiatry Neurosci, 2017, 42: 150-163.

19. Friston KJ, Frith CD. Schizophrenia: a disconnection syndrome? Clin Neurosci, 1995, 3: 89-97.

20. Karlsgodt KH, Niendam TA, Bearden CE, et al. White matter integrity and prediction of social and role functioning in subjects at ultra-high risk for psychosis. Biol Psychiatry, 2009, 66: 562-569.

21. White T, Nelson M, Lim KO. Diffusion tensor imaging in psychiatric disorders. Top Magn Reson Imaging, 2008, 19: 97-109.

22. Krain AL, Castellanos FX. Brain development and ADHD. Clin Psychol Rev, 2006, 26: 433-444.

23. Valera EM, Faraone SV, Murray KE, et al. Meta-analysis of structural imaging findings in attention-deficit/hyperactivity disorder. Biol Psychiatry, 2007, 61: 1361-1369.

24. Chen L, Hu X, Ouyang L, et al. A systematic review and meta-analysis of tract-based spatial statistics studies regarding attention-deficit/hyperactivity disorder. Neurosci Biobehav Rev, 2016, 68: 838-847.

25. Buckner RL, Sepulcre J, Talukdar T, et al. Cortical hubs revealed by intrinsic functional connectivity: mapping, assessment of stability, and relation to Alzheimer's disease. J Neurosci, 2009, 29: 1860-1873.

26. Stam CJ, Jones BF, Nolte G, et al. Small-world networks and functional connectivity in Alzheimer's disease. Cereb Cortex, 2007, 17: 92-99.

27. Stam CJ, de Haan W, Daffertshofer A, et al. Graph theoretical analysis of magnetoencephalographic functional connectivity in Alzheimer's disease. Brain, 2009, 132: 213-224.

28. He Y, Chen Z, Evans A. Structural insights into aberrant topological patterns of large-scale cortical networks in Alzheimer's disease. J Neurosci, 2008, 28: 4756-4766.

29. van den Heuvel MP, Mandl RC, Stam CJ, et al. Aberrant frontal and temporal complex network structure in schizophrenia: a graph theoretical analysis. J Neurosci, 2010, 30: 15915-15926.

30. van den Heuvel MP, Sporns O, Collin G, et al. Abnormal rich club organization and functional brain dynamics in schizophrenia. JAMA Psychiatry, 2013, 70: 783-792.

31. Douglas KM, Porter RJ. Longitudinal assessment of neuropsychological function in major depression. Aust N Z J Psychiatry, 2009, 43: 1105-1117.

32. Laje G, Paddock S, Manji H, et al. Genetic markers of suicidal ideation emerging during citalopram treatment of major depression. Am J Psychiatry, 2007, 164: 1530-1538.

33. Miller AH, Maletic V, Raison CL. Inflammation and its discontents: the role of cytokines in the pathophysiology of major depression. Biol Psychiatry, 2009, 65: 732-741.

34. Haslam N, Beck AT. Categorization of major depression in an outpatient sample. J Nerv Ment Dis, 1993, 181: 725-731.

35. Muller KR, Anderson CW, Birch GE. Linear and nonlinear methods for brain-computer interfaces. IEEE Trans Neural Syst Rehabil Eng, 2003, 11: 165-169.

36. Mwangi B, Tian TS, Soares JC. A review of feature reduction techniques in neuroimaging. Neuroinformatics, 2014, 12: 229-244.

37. Cui Z, Xia Z, Su M, et al. Disrupted white matter connectivity underlying developmental dyslexia: A machine learning approach. Hum Brain Mapp, 2016, 37: 1443-1458.

38. Whelan R, Watts R, Orr CA, et al. Neuropsychosocial profiles of current and future adolescent alcohol misusers. Nature, 2014, 512: 185-189.

39. Cory DG, Garroway AN. Measurement of translational displacement probabilities by NMR: an indicator of compartmentation. Magn Reson Med, 1990, 14: 435-444.

第三节 功能磁共振成像

一、功能磁共振成像基本原理

广义的功能磁共振成像（functional magnetic resonance imaging, fMRI）包括灌注加权磁共振成像技术（perfusion-weighted imaging, PWI）、弥散加权磁共振成像技术（diffusion weighted imaging, DWI）、弥散张量成像技术（diffusion tensor imaging, DTI）、磁共振波谱

成像技术（magnetic resonance spectroscopy, MRS）以及血氧水平依赖（blood oxygen level dependent, BOLD）磁共振成像技术。本章所介绍的 BOLD 是目前应用最广泛的脑功能磁共振成像技术，狭义上的 fMRI 指 BOLD-fMRI。20 世纪 90 年代初，Ogawa 等研究人员首次进行了 BOLD 成像，其成像基础为大脑血氧代谢率与脑血流量改变之间的失偶联[1]。血液中的血红蛋白根据是否与氧结合，可分为氧合血红蛋白和脱氧血红蛋白两种状态。氧合血红蛋白为逆磁性物质，可延长组织中质子的横向弛豫时间（T_2），血液中氧合血红蛋白的含量增加会使相应组织在 T_2 加权像上信号增强；脱氧血红蛋白具有顺磁性，可造成组织中质子的 T_2 缩短，血液中脱氧血红蛋白含量增加会导致相应组织在 T_2 加权像上信号强度降低。因此，血液中氧合血红蛋白和脱氧血红蛋白的比例可以通过相应组织在 T_2 加权像上的信号强度来体现，该比例越高，信号越强。

基于 BOLD 效应的 fMRI 是利用脑组织中血氧饱和度的变化来进行成像的磁共振成像技术。脑组织中神经元活动会引起局部血氧饱和度的变化，当大脑某区域被激活时，该区域内脑组织耗氧量增加，脱氧血红蛋白随之增多，但相应区域的血流灌注量也会增加，且氧合血红蛋白增多更明显。其综合效应是局部血液中氧合血红蛋白与脱氧血红蛋白的比例升高，造成相应区域在 T_2 加权像上的信号增强。因此，T_2 加权像上信号增强间接地反映了局部神经元的功能活动，一般认为脑组织被激活时其信号增强，而脑组织活动受抑制时其信号降低。通过比较执行某个刺激或任务前后的脑组织信号强度变化而获得 BOLD 对比，即为基于 BOLD 效应的 fMRI 技术原理。该技术能够实时地对大脑皮层神经功能活动进行成像，并且具有较高的空间分辨率和时间分辨率，适合神经活动的时空分析和脑的高级功能研究，因此已成为神经、精神和认知领域的重要研究工具。

二、功能磁共振成像序列及信号

（一）功能磁共振成像序列

神经元活动引起的局部血流改变是短暂的，常规的磁共振成像序列速度慢，难以捕捉到神经活动引起的微小信号变化，因此需要快速成像技术。目前最常用于 fMRI 的快速成像技术是平面回波成像（echo planar imaging, EPI）技术。该技术采用单次射频脉冲激发，然后利用读出梯度磁场的连续正反向切换产生并采集多个梯度回波。该技术采集单层图像仅需数十毫秒，通常可在 2 秒内完成一个全脑的图像采集。

（二）脑活动的信号变化

通常用单脉冲序列采集的磁共振信号表示为：

$$S = M(T_1^*) \cdot A(T_2^*)$$ （式 3-3-1）

式中 S 为信号前强度；M 是初始磁化矢量，即回波时间为 0 时的信号强度，其模（即向量的长度）由 T_1^*（有流入时的 T_1）决定，也依赖于与 T_1 相关的磁共振信号采集方法；A 为信号衰减，即在横平面内磁化强度 T_2^* 的衰减。BOLD 效应对 T_2^* 衰减过程中的信号变化有影响。

在毛细血管床中，水通过毛细血管壁的时间比它的纵向弛豫时间（T_1）、血液通过毛细血管床的时间都要短得多。因此，血液和组织中的水的纵向磁化矢量可以加在一起看作是一个整体。从毛细血管流出的静脉血的磁化矢量与组织水类似。另一方面，T_2^* 的衰减比水交换的速度快得多。所以血液和组织对衰减因子 A 有着不同的影响。

当在毛细血管床内有了因大脑激活而产生的磁共振信号改变时，这种信号改变是 M

（由 T_1^* 产生）和 A（由 T_2^* 产生）两者的变化之和：

$$\Delta S/S = \Delta M/M + \Delta A/A \qquad （式3-3-2）$$

右边第一项为流入效应。如在采样时间磁化强度维持在充分弛豫条件，则此项为 0；如在一个连续采样的稳态，$TR \leqslant T^1$，且以 Ernst 角激发时，此项为：

$$\Delta M/M \approx 0.4\Delta(1/T_1^*)/(1/T_1^*) \qquad （式3-3-3）$$

式中 $1/T_1^* = 1/T_1 + CBF/\alpha$，$\Delta(1/T_1^*) = \Delta CBF/\alpha$，水的部分系数 $\alpha = 0.92$，且当 ΔCBF 高达 $50ml/(100mg \cdot min)$ 时，流入效应 $\Delta M/M$ 约为 0.003 5。因此，在毛细血管床中，由于 CBF 增加引起的流入效应相对 BOLD 信号变化较小。

而右边第二项中：

$$A = \exp(-TE/T_2^*)，\Delta A/A = -TE\Delta(1/T_2^*) \qquad （式3-3-4）$$

在 fMRI 实验中，$\Delta(1/T_2^*)$ 的估计值是（$1/s$）量级，依赖于磁场强度 B_0，典型的 TE 为 20~40ms，因此组织中 $\Delta A/A$ 约为百分之几。

（三）红细胞诱导的磁敏感效应

BOLD 信号的对比产生于顺磁性脱氧血红蛋白的红细胞相对于其周围环境的磁化率差。随着血红蛋白脱氧水平的变化，红细胞的磁化率改变了红细胞内外的磁场漂移。在血液中，水分子通过血浆扩散，在细胞内外以比 TE 短的时间穿越红细胞膜进行交换，而穿越血管壁的水交换很慢，血管外面的组织水磁场漂移慢于血管内的磁场漂移。由此导致了血管内外的信号强度不同。

（四）血管内外的信号分布

由于血管内外水的 T_2^* 衰减速度不同，式 3-3-1 中 T_2^* 的衰减 A 可以分解为两部分：

$$A = [f \cdot A(T_2^*)_{血}] + [f \cdot A(T_2^*)_{组织}] \qquad （式3-3-5）$$

式中 f 是某一块组织内的体积分数。一般来说，血液中水的 T_2^* 衰减率的磁敏感依赖部分大于组织水，而血液的体积分数比组织的体积分数小得多。一项动手指任务实验表明，当在 1.5T 磁场中加入一个很小的双极扩散梯度（$b=42s/mm^2$）时，运动皮层中 BOLD 信号消失[2]。在这种情况下，血管（非毛细血管）内血流速度在每秒数毫米时的信号变得较强。由此说明这些信号来源于血管内，而且主要来自非毛细血管。血管外的信号在 1.5T 时较小，尤其是毛细血管周围；而在高场强如 3T 或 4T 时，即使双极扩散梯度为 $b=400s/mm^2$，fMRI 的 BOLD 信号也依然存在，这表明血管外的 BOLD 信号在高场强下更加明显。由于在静息和激活状态下血液本身的 T_2^* 衰减都比周围组织的 T_2^* 衰减小，所以在高场强下，血管内的信号主要依赖于 TE。因此，在长 TE 时，虽然血管内的血液对磁敏感性变化的灵敏度较高，但对总的 BOLD 信号贡献并不大。

（五）大脑血氧代谢率与脑血流量改变之间的失偶联

血液中脱氧血红蛋白的含量取决于组织中氧的需求和供给。静脉血中氧合水平与大脑的血氧代谢率（cerebral metabolic rate of oxygen consumption，$CMRO_2$）及脑血流量（cerebral blood flow，CBF）相关，$CMRO_2$ 和 CBF 会影响静脉血的氧合水平 Y：

$$氧释放分数 = CMRO_2/(CBF \cdot Ch) = (1-Y) \qquad （式3-3-6）$$

$$[(\Delta CMRO_2/CMRO_2)+1]/[(\Delta CBF/CBF)+1] = -\Delta Y/(1-Y)+1 \qquad （式3-3-7）$$

式中 Ch 为亚铁血红素浓度，动脉血的氧合水平为 1，即 100%。大脑在静息状态下

$CMRO_2$ 和 CBF 是完全偶联的，即 $\Delta CMRO_2/CMRO_2 = \Delta CBF/CBF$，即式 3-3-7 中 ΔY 为 0，也就是说磁敏感性的变化不伴随 CBF 的增加而增加。而在激活状态下，$CMRO_2$ 的变化则比 CBF 小得多，即失偶联。

（六）神经活动的 BOLD 反应

在 fMRI 中，如何将神经活动与 BOLD 反应关联起来是一个重要的问题。BOLD 信号与 CBF 密切相关，而 CBF 与大脑的功能活性紧密相关，可以认为 BOLD 信号空间上的变化反映了神经活动位点。但 BOLD 信号的变化是多种因素共同作用的结果，如 $CMRO_2$ 代谢变化，CBF 和 CBV 血流动力学变化。

人脑神经成像研究已证明在初级视觉中枢（V1 区）的神经活动对闪光刺激的频率敏感，在 8Hz 时反应最强[3]。另有研究证明 BOLD 和 CBF 变化线性相关，表明与微血管系统相关的 BOLD 信号改变与反映神经元活动变化的 CBF 改变之间一致性较好[4]。动物实验也证明了 BOLD 和 CBF 之间的紧密联系。因此，BOLD 信号可以定量的反映神经活动。

（七）BOLD 的空间特异性

总的来说，BOLD fMRI 得到的脑激活区与正电子发射断层显像（positron computed tomography，PET）和灌注磁共振技术得到的以 CBF 为基础的功能区是比较吻合的。然而，fMRI 得到的激活区的空间特异性以及这个激活区是否真正代表了脑激活部位则仍然存在争议。因为在 fMRI 和 PET，对功能区的定位并不是直接观察神经元的活动，而是间接地通过测量继发的神经元代谢和血流动力学变化来显示的。因此，需要一个足够细微的结构来证明 BOLD fMRI 有足够的空间特异性。例如，外侧膝状体是视觉通路上的中继，视网膜通过视束与外侧膝状体联系，之后又投射到初级视觉中枢（V1 区）。所以，当给予视觉刺激时外侧膝状体一定会兴奋。实验也发现外侧膝状体与初级视觉中枢（V1 区）同时激活，说明 BOLD fMRI 的空间特异性是比较好的。

fMRI 的空间分辨力主要取决于视野（field of view，FOV）、矩阵大小（matrix size）、层厚（slice thickness）和层数。例如，FOV=240mm×240mm，矩阵大小 =64×64，那么每一个体素的面积为 3.75mm×3.75mm，扫描的层数取决于所需覆盖的脑区的大小。如果要覆盖全脑，以 4mm 为层厚，成人需要 30~40 个层面。

（八）BOLD 的时间特异性

大脑 fMRI 信号的时间分辨力主要取决于血流动力学的反应函数，可分为静息期、上升时间、反应时间和下降时间四个阶段。其中上升时间是指从刺激开始到信号达到其最大值 90% 的时间，下降时间是指从刺激停止到信号下降到其最大值 10% 的时间。出现上升或下降时间是因为皮层对刺激的反应存在一定延迟或潜伏期。因此，上升和下降时间又称为信号的出现潜伏期和消失潜伏期。利用 EPI 等高时间分辨力的成像技术可以对上述时程进行精确测定。通常我们可以在 2~3 秒内采集一卷（volume）全脑的图像。尽管此速度不是很快，但血流动力学反应较之更慢。例如，当给受试者呈现一幅恐惧表情的图片时，大脑与情绪相关的区域（如杏仁核）的 BOLD 信号开始从基线上升，大约在第 6 秒时达到最大值，然后 BOLD 信号开始下降，大约在第 12 秒时回到基线。在随后的 12~24 秒中，BOLD 信号继续下降到略低于基线水平，最后再回到基线。尽管血流动力学反应与实验内容以及大脑的不同区域有关，但速度不会太快。相对于认知加工的速度（通常短于 1 秒或更短），血流动力学的反应速度较慢。

（九）BOLD 技术的价值和局限

BOLD 技术在脑功能成像中有如下价值：①完全无创；②功能性的信噪比（contrast-to-noise ratio，CNR）至少是灌注成像方法的 2~4 倍；③BOLD 技术只要求梯度回波的 TE 在 30~40ms，技术上容易实现；④很容易实现覆盖全脑的平面回波成像，只要 TR 时间足够长，就可以满足覆盖全脑的扫描。例如 TE=40ms，那么采集一次单次激发平面回波图像的总时间为 60~100ms，那么就可以在 1 秒内采集 10~16 层图像。如果较少的层面就能满足研究需要的话，就可以采用非常短得 TR，这样 BOLD 的时间分辨力就会提高。

但是，BOLD 技术也有如下局限：①BOLD 信号的生理学机制是十分复杂的，包括灌注、$CMRO_2$ 和血流动力学改变之间的相互作用，还有血管构型的不均性和时间、空间上的神经 – 血管偶联机制。这些问题对 BOLD 信号的定位、强度、线性以及动态性的解释都有一定影响。②与灌注和血流动力学测量不同，BOLD 中 T_2^* 和 T_2 时间是由周围组织类型决定，故没有基线状态的血氧水平。③磁敏感效应同样可以在 BOLD 效应中造成伪影，这些伪影包括组织交界处和颅底的信号丢失，信号丢失在高场强磁共振系统中尤为明显。

三、功能磁共振成像质量控制

从前文对 fMRI 成像原理及 BOLD 信号的介绍中可以发现 fMRI 所检测到的 BOLD 信号改变非常小，所涉及的过程复杂，还包括热噪声、生理波动、头动伪影及系统不稳定等干扰因素。因此，要得到有意义的结果，就必须采取各种措施来最大限度地抑制各种干扰来源、保证数据的可靠性并最终提高结果的精确性。脑功能磁共振成像采集过程中的质量控制包括但不限于以下几个方面：

（一）设备与受试者准备

1. 设备准备 用于 fMRI 的磁共振成像设备与临床常规的磁共振成像设备不同。用于日常临床诊断的磁共振成像扫描仪很少对一个患者成像 256 幅以上。而对于一项时长约为 10 分钟的 fMRI 扫描来说，会产生超过 2 500 幅以上的图像。这就对信号强度、相对时间的稳定性提出了要求。一般来说，在 3T 的磁共振成像设备上，要求在 30 分钟内 EPI 序列的峰值信号强度变化要小于 1%。同时，还需要设备具有强大的数据处理能力，包括数据处理、图像重建、数据传输和存储。自动匀场对于每一个受试者都是很重要的。受试者的进入对于高度均匀的磁场来说有较大的影响，需要进行一阶或二阶匀场来保证磁场的均匀度。如果只是扫描头部，那么需要用球形水模进行初始的磁场均匀性校正。如果采用一个长方体水模，则会对头部产生一个二阶不均匀梯度场，这是需要避免的。

2. 辅助设备准备 通常脑功能磁共振研究还需要一套功能刺激 – 反应系统。这套系统主要包括一台或多台计算机、心理实验软件及程序、刺激呈现设备（例如投影仪）、受试者反应采集设备（例如由光导纤维连接的反应键）。这套系统需要与磁共振成像扫描机同步，即当磁共振成像扫描机开始扫描时，输出一个脉冲或数字信号给这套实验控制系统以触发实验开始。对于某些认知功能实验，需要给予某些刺激，受试者根据刺激作出相应的反应（按键）。这些刺激通常是视觉刺激或听觉刺激。如果实验对时间同步性要求不高，可以通过反射镜或麦克来给予刺激。但如果对时间同步要求较高，这样就需要专门的软硬件来实现，软件代表的有 Presentation 和 Prime 等。硬件则需要专门购买磁共振适用的耳机及视觉投影设备。

3. 受试者准备 受试者在完成任务或接受刺激时的反应很大程度上会对激活模式产

生影响。受试者的反应是多样且多变的,这些反应的变异源于多个方面,包括对 fMRI 扫描的新奇感、实验本身造成的焦虑情绪、训练效应及对任务的关注效应。因此,受试者应接受扫描前熟悉实验环境和实验任务。

影响 fMRI 图像质量的最常见原因是受试者头动,通常要求将受试者的头动控制在 1/2 体素尺寸的平动位移以内(即两个连续采集点之间的平动),在保证受试者舒适的前提下,一定程度的头部制动是非常必要的。如果受试者感到不适,那么不仅会直接导致头动,而且会影响到大脑的认知功能。目前有多种形式的实时头动校正方法,也有很多后处理方法来实现运动伪影的再校正。尽管通过这些方法可以很大程度上校正运动伪影,但是最根本的方法还是尽量减少不必要的头动。在实验前对受试者进行充分的讲解和引导并保证受试者在扫描过程中的舒适,在大多数情况下即使不给予任何外界的制动,头动都可控制在一个可接受范围内。

(二)优化信号对比

BOLD 成像中,通常采用梯度回波序列或非对称的自旋回波序列,因为这样可以使激活诱导的信号变化最大。在给予 F 脉冲后,梯度回波图像在信号的自由感应衰减期间采集。这种信号衰减可以用一个以 $R_2^*=1/T_2^*$ 为衰减率的指数方程来表示。在激活期间,R_2^* 会有轻微的降低,即 T_2^* 轻微的增加。

对于最优化的 TE,就是使激活态与静息态衰减率的差值最大化的 TE 值。当采用梯度回波功能磁共振成像时,这个最合适的 TE ≈ 静息态的 T_2^*。当采用自旋回波时,由于观察到的是 T_2 改变而不是 T_2^* 的改变,所以合适的 TE ≈ 静息态的 T_2。在非对称的自旋回波序列中,BOLD 对比的产生是在图像采集时刻的 τ,为了使 BOLD 对比最强,τ 应近似等于组织的 T_2^*。

(三)信号最大化

1. 场强和序列参数　在高场强中进行成像,可以提高解剖像的信噪比及功能像的信号变化幅度。由于净磁化率或质子磁场向量随着场强的增高而增加,所以磁共振图像的信噪比随着场强增高而呈线性增加。BOLD 信号改变的幅度在某种程度上与场强强度存在线性关系。BOLD 对比在 TE ≈ 灰质的 T_2^* 时最大。在 1.5T 时,T_2^* 为 50~60ms;在 3T 时,T_2^* 为 30~40ms。被激活诱导的 T_2^* 改变与场强呈线性关系。值得注意的是,高场中磁敏感伪影也更加显著,如颅底的磁敏感伪影。

TR 的选择通常受脉冲偏转角、扫描层数及机器性能(如场强、扫描速度等)的影响。较长的 TR 会使信号增加,但同时会减少单位时间内的采样次数。而当 TR 小于 500ms 时,功能性对比会显著地降低。因此,TR 的选择至关重要。在使用 90° 的射频脉冲时,当 $TR/T_1 ≈ 1.5$ 时,单位时间内的平均信噪比最大。所以,在不使用小偏转角的情况下,TR 应该大于 1.5 倍的 T_1。在 1.5T 时,白质和灰质的 T_1 值分别大约为 700ms 和 1 200ms;在 3T 时,灰、白质的 T_1 值都会相应地增加 20%。因此,对于灰质来说,TR 值在 1.5T 时至少应该是 1.5 秒;在 3T 时至少应该是 2 秒。扫描层数也会影响 TR,每个容积扫描内每增加一层,则 TR 相应增加 40~45ms。一般的来说,大部分实验,如视觉刺激、听觉刺激或动手指等组块设计实验,TR 可以设为 2 秒或 3 秒;某些特殊的组块设计实验中,TR 可以设为 5 秒,但这样就需要对每个容积扫描中的每个采样点进行时间上的配准,否则处理出的结果的偏差会比较大。对于事件相关实验,可以设置较短 TR,如 250ms 或 500ms。

2. 射频线圈　RF 线圈既被用作脉冲激发也被用作信号接收。对于接收信号来说,大线圈和小线圈各有其优缺点：RF 线圈越小，可得到较高的信噪比，但所覆盖的扫描范围较小；大线圈覆盖范围较大，但信噪比较低。对于信号的激发来说，RF 线圈越大，所激发出的射频场分布越均匀，这对保持对比的均匀性来说是很重要的。若希望用小线圈获得均匀的激发分布，则通常需要使用特殊的 RF 脉冲。最好的解决方案就是使用大线圈来进行信号的激励，另外使用一个单独的小线圈进行信号接收。现在较新型的磁共振仪都会有多通道线圈以供选择，这不仅可以进行快速成像，且多个小线圈既可以单独的作为多个接收线圈，整体也可以作为一个大的激励线圈使用。在进行全脑 fMRI 扫描时，可采用正交颅脑线圈或颅脑相控阵线圈。

3. 体素大小 图像的信噪比与体素大小直接相关。fMRI 信噪比的优化可以通过对激活区和体素大小进行匹配而实现。通过这种匹配使部分容积效应降低，并使信噪比增加。由于不同功能区的大小很难明确界定，且功能区会随着激活区位置及实验的不同而发生变化，因此难以规定一个最适的体素大小。有研究表明，最适的体素大小是 1.5mm × 1.5mm × 1.5mm；另外，通常也依据皮层厚度（约 3mm），将体素大小设置为 3.0mm × 3.0mm × 3.0mm。

本书给出美国国立卫生研究院的人类连接组项目（Human Connectome Project）中 fMRI（3T）扫描序列的参数，供读者参考：EPI 序列，2mm × 2mm × 2mm 等体素大小，视野（field of view，FOV）=208mm × 180mm，矩阵（Matrix）=104 × 90，72 层全脑扫描、TR/TE=720/33ms，多带加速因子为 8，反转角 52°（从 90° 减小至 52° 使之与 Ernst 角匹配），共扫描 1 200 个时间点耗时 14.4 分钟。

（四）减少生理波动

实验中，多种因素都会对实验结果造成影响，如心脏大血管的搏动会传导到头部使头部产生轻微的运动，呼吸运动也可能会导致头动伪影，这些都是需要在实验中去除的因素。

1. 滤波 滤波是相对简捷的后处理步骤，滤波的原则就是以两倍于最高生理波动频率的频率进行采集。滤除与生理过程相关的频率波可以减少时间上的波动，或者使这些波动的噪声分布更接近于高斯分布，以便后期进行标准的参数统计检验。值得注意的是，如果这些波的频率并不和血流动力学脉冲反应方程的频率谱相重叠，那么它们对于数据质量的影响并不起关键作用，也可以选择保留，特别是在进行回归分析或相关分析的时候。由于呼吸频率相对缓慢，因此利用滤波技术去除呼吸运动造成的影响相对容易实现。通常一个心动周期约为 0.8 秒，其频率约为 1.25Hz，如试图滤除心脏搏动的影响，TR 至少应为 0.4 秒（频率为 2.5Hz），而这样短的 TR 在大部分实验中是无法实现的，因此滤除心脏搏动所造成的干扰相对困难。目前，在实验中普遍采用的 TR 时间为 2 秒（仅 0.5Hz），仅分析磁共振数据本身并不能去除心脏搏动的影响。若想去除心脏搏动导致的伪影，推荐采用心电门控技术。

2. 脉冲序列 由于标准的多次激发技术需要数秒钟进行数据采集，在这段时间内会产生更多的生理伪影，所以标准的多次激发技术比 EPI 技术的生理伪影明显，因此 fMRI 一般推荐采用单次激发的 EPI 序列。

3. 门控技术 心电门控技术要求在心动周期的特定时相触发扫描，这有利于数据处理及分析。生理伪影就是由于在心动周期的不同时相进行数据采集而产生的，在相同时相采集就可以消除这种伪影，同时还可以提高 fMRI 的空间分辨力。门控技术对于接近颅底的激活区的检出很有用，因为颅底区是受到心脏搏动影响最大的区域。

四、功能磁共振成像实验设计

功能磁共振成像可根据受试者在被扫描时是否执行任务或接受刺激可分为静息态功能磁共振成像和任务态功能磁共振成像。静息态功能磁共振成像主要研究大脑在无任务状态下 BOLD 信号的自发改变,任务态功能磁共振成像主要考察大脑在执行特定任务时的激活区域。

(一)静息态功能磁共振成像

传统的 fMRI 研究主要是基于特定任务下的研究,即设计某种实验任务,研究该任务下的脑区激活或功能连接情况。采用认知任务进行激活区检测或功能连接的临床应用存在诸多限制:复杂的实验设计对临床医生来说执行困难;部分受试者对认知任务配合困难,如婴幼儿、严重的阿尔茨海默病患者等;认知设计任务各式各样,不便于研究的标准化,因此很难用于疾病的诊断。静息态 fMRI 的研究为这些问题的解决开辟了新途经。静息态 fMRI 即指受试者在静息状态(闭眼,清醒状态,无意向性思维)下接受扫描。研究表明大脑在静息状态存在自发的 BOLD 信号低频振荡,而且某些脑区的信号的低频振荡保持着很高的同步性。这种低频信号振荡的同步性可见于运动系统、语言系统、听觉系统以及视觉系统。

(二)任务态功能磁共振成像

在任务态 fMRI 实验中,其核心问题之一即是如何设计有效的功能刺激方案。常见的 fMRI 实验设计可分为组块设计(blocked design)和事件相关设计(event related design)。组块设计通常包含两种不同的组块,分别是任务模块(task block)和基线组块(base block)[5,6]。在任务组块中可要求受试者完成某种任务,如进行某种思维活动或对某种刺激作出反应,而在基线模块中受试者不进行任何思维活动。每个组块持续一定时间(一般为14~20s),不同组块在扫描过程中交替出现(图 3-3-1A)。组块设计的优点是设计简单,数据分析比较容易,而且所产生的 BOLD 信号较强,检测效率高。缺点是无法获得单次刺激事件引起的 BOLD 信号改变的时间曲线,同时缺乏刺激的随机性,但刺激的随机性对于认知神经科学研究十分重要。组块设计是同类刺激反复出现,受试者不可避免地会出现对刺激的期待效应,造成注意力和激活水平降低。事件相关设计则可克服上述问题,因为在事件相关设计中,受试者不是接受一系列连续的相同刺激,而是一个个离散的刺激。相邻两次刺激事件之间的间隔时间比较长,而且可以随机变化(图 3-3-1B)。事件相关设计的缺点在于单个刺激任务产生的 BOLD 信号较弱,检测效率低,意味着时间相关设计需要比组块设计更长的扫描时间[7]。

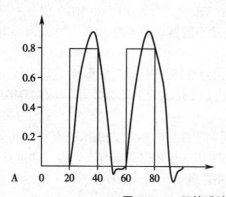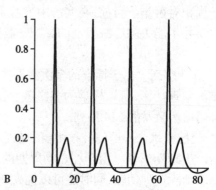

图 3-3-1 组块设计和事件相关设计示意图

五、功能磁共振数据预处理

在 fMRI 数据采集过程中,由于受试者制动配合欠佳、成像设备的不稳定性、不同受试者大脑形状及大小差异等因素,均可能对后续功能激活区域的信号检测、定位与统计分析造成干扰。因此在进行正式数据分析之前,对采集到的原始数据进行预处理尤为重要。常采用的主要预处理步骤包括:失真校正、时间层校正、头动校正、空间平滑以及空间标准化。

(一)失真校正

fMRI 数据采集最常用的方法是梯度平面回波扫描成像方法(gradient-echo echo-planar imaging,EPI),但 EPI 图像易在空气 - 组织交界区形成伪影,例如鼻窦、耳道处。这是由于空气与组织临界面引起主磁场不均匀所致,其具体表现为两种形式:信号丢失(signal dropout)和几何图形失真(geometric distortion)。信号丢失通常发生在眶额叶皮质和外侧颞叶,表现为与空气 - 组织界面毗邻脑区的信号衰减。然而数据采集一旦完成,就无法将已发生严重信号丢失区域内的数据再恢复,因此应尽量避免使用会造成重大信号丢失的采集方法,且充分了解每一种数据特定的信号丢失方式是必要的。应对信号丢失的一种有效方法,就是将功能图像与之一致的结构图像进行匹配融合。

除了信号丢失,fMRI 图像在同一区域也可发生几何图形失真。当使用梯度编码空间信息时,磁场不均匀性可导致图像中解剖结构的定位误差,从而形成了图像失真。几何图形失真主要发生在磁共振脉冲序列的相位编码方向,通常沿 Y 轴(前—后)方向,最常见区域为前额叶皮质及眶额叶皮质。此类失真会直接影响到磁共振功能图像与结构图像的对齐,并对后期数据分析造成困扰,所以应尽量予以校正。

目前最常采用的失真校正(distortion correction)方法为场映射(field map),这种磁场有着 B_0 场特征[8],能在一定程度上校正磁场不均匀性所带来的不良影响。对于大部分磁共振成像扫描设备而言,场映射是行之有效的解决方法,其核心操作就是在两个不同的回波时间内获取图像。首先通过两幅图像之间的相位差异计算出局部区域磁场的不均匀性;然后利用此不均匀性值来创建一个映射;再量化每个被转换的体素之间的距离;最后通过反转该映射,即可确定每个体素内数据的原始位置。

但实践中,对展开的 EPI 图像使用场映射也存在一系列问题。第一,如果场映射中存在噪声,便会将噪声引入展开后的图像中。解决这个问题的方法之一是对场映射施加某些形式的低通滤波(或平滑),这样能够减少展开图像中的误差[9]。第二,如果场映射是从不同的 fMRI 时间序列获取的,就必须考虑扫描期间的头动。虽然获得整个 fMRI 时间序列的双回波数据是可行的,它能对每个时间点的特定场映射进行估计,但该方法很少采用。值得注意的是,如果采用失真校正,则应该对校正后的图像进行检查,并与校正前的图像仔细对比,以确保失真校正操作中未引入任何伪影。

(二)时间层校正

fMRI 数据采集一般采用多层 2D 扫描,即先采集完一层,然后再采集下一层,这就意味着所有图像就并非是在同一时间点获取的。而且为了避免相邻两层之间产生的信号相互干扰,在实际扫描过程中多采用隔层扫描(interleaved acquisition)的方式,即先扫奇(偶)数层,再扫偶(奇)数层(图 3-3-2A),这种扫描方式会造成相邻的两层在采集时间上存在数百毫秒甚至高达几秒的时间差异(据重复时间或脉冲序列的 TR 而定)。而 fMRI 的统计分析是在基于"全脑数据均在同一时间点采集"这一假设下进行的,因此这种实际存在于每层图像间的时间差异会给后续的数据分析带来干扰。时间层校正(slice timing correction)就是为解决采集时间上的差异,其流程大致如下:首先选择一个参考层面,然后以插值方式(一般采用正弦插值,图 3-3-2B)将其他层面匹配至参考层,使之与参考层的时间一致。是否采用时间层校正取决于实验设计,在组块设计的实验中,任务或刺激的持续时间较长,每一层采集时间的差异可以忽略不计;而在事件相关设计中,刺激时间短,每一层采集时间的差异会给后续分析带来影响,因此通常需要进行时间层校正。

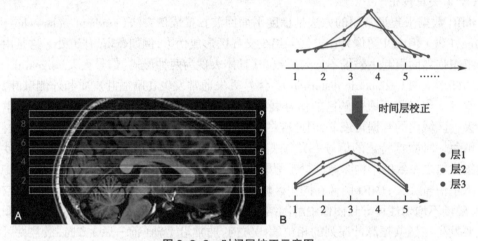

图 3-3-2　时间层校正示意图

A. 实际采用的隔层扫描顺序;B. 时间层校正原理示意图

(三)头动校正

由于 fMRI 图像采集时间较长(一般持续数十分钟),且测量次数多(对全脑进行数百次采集),因此在扫描过程中,即使受试者制动配合良好,也无法避免因其呼吸、心跳及吞咽运动所造成的头动,这会对图像造成不利影响,主要包括以下两方面。

第一,头部整体运动,对激活图影响较大。多发生在图像边缘,有时也出现在脑室边缘。其成因主要是当图像边缘某些原本不含有脑组织的体素因头动而包含了脑组织,引起了图像信号的改变。根据不同的头动性质,主要可分为以下几种伪影:一圈正激活或负激活(反映上下运动);一侧正激活及另一侧负激活(反映左右运动);眶额叶皮质区的大片正激活或负激活(反映沿左右轴旋转)。整体头动会导致时间序列的后续图像不匹配,因此需要采取适当的办法消除头动所带来的影响,即进行头动校正(motion correction)[10]。常用刚体变化来描述头部运动,即变化只包含空间的位移和旋转,不涉及大小缩放和切变,标准的头动校正技术正是为此而设计。标准头动校正通常是选择采集到的某一全脑图像作为参考,然后其他采集到的全脑图像通过刚体变换(rigid body transformation)配准到该参考图像。

第二,头动还可破坏磁共振信号本身。头动发生时,质子会进入相邻体素,导致重建后的信号不能准确反映体素所在组织的性质,这会引起一层或多层图像强度的明显变化。如果是采用隔行扫描,会出现亮暗交替的条纹。这种伪影无法通过标准头动校正方法校正,但可以通过探索性方法,如独立成分分析(independent component analysis, ICA)等[11]。

（四）空间平滑

空间平滑（spatial smoothing）的核心操作是将滤波器应用到图像中用以移除图像中的高频信息，这看起来似乎不合理，因为从 fMRI 数据采集开始便致力于提高图像分辨率，现在却要去除高频信息使图像模糊化，然而空间平滑对 fMRI 数据分析是非常必要的。第一，通过移除高频信息（即图像中的小规模变化），增加了更大空间尺度上信号的信噪比。由于在 fMRI 研究中大多数激活区都包含了大量体素，因此平滑后在较大的特征信号上所获收益远大于在较小的特征信号上的损失。另外，用较小体素采集图像可帮助减少磁敏感伪影区域的信号丢失。第二，合并个体数据时，未经空间标准化的功能区在空间位置上存在差异，通过空间平滑虽牺牲了一定空间分辨率，却可以帮助减少个体间的位置失匹配。第三，某些分析方法（特别是高斯随机场理论）要求数据必须有特定程度的空间平滑。需要指出的是，尽管标准 fMRI 群组研究几乎都采用了空间平滑，但某些分析方法例外，如模式分类分析（pattern classification），就要求使用未经平滑的数据。

空间平滑的最常见方法是三维空间上将图像数据与一个光滑函数进行卷积，此光滑函数称为卷积核函数，通常选用高斯函数。高斯核滤波器施加的平滑核的数量由分布的宽度决定。在统计中，分布宽度通常用标准差来描述；而在图像处理中，分布宽度以半高全宽（full width at half-maximum，FWHM）来描述。*FWHM* 衡量的是在分布的一半峰值位置上的峰宽，它与标准差（σ）相关，即 *FWHM* 越大，平滑核就越大，图像平滑度也越明显。公式表示如下：

$$FWHM = 2\sqrt{2\ln 2}\,\sigma \qquad\qquad （式 3-3-8）$$

平滑度指相邻体素之间的相关性，但一幅图像的平滑度并不完全由平滑操作决定。具有随机噪声的图像的平滑度很低，而 MRI 图像通常具有更大的平滑度，这与图像重建时所应用的滤波和图像的内部相关性有关。当对一幅图像施加平滑时，所得图像的平滑核为：

$$FWHM = \sqrt{FWHM^2_{\text{Intrinic}} + FWHM^2_{\text{Applied}}} \qquad\qquad （式 3-3-9）$$

平滑核大小并没有固定标准，而是取决于进行平滑的目的。如果想要通过平滑来降低图像噪声，则应该使用小于欲检测激活信号大小的滤波器。且不同宽度的滤波器会对所获激活信号图像产生不同的影响，需要注意的是，此影响对正处于某特定任务及系统成像中的影响是局限的；如果该任务激活更小解剖结构的功能，那么应用相同宽度的滤波器，则可能会导致检测信号的丢失。如果平滑的目的是为减少解剖结构差异的影响，那么最优平滑核宽度则取决于受试者人群数量以及在何种程度上可通过空间标准化来减少这种差异。如果想要通过平滑来确保高斯场随机理论的有效性，据以往经验，推荐采用两倍体素大小的 FWHM。

（五）空间标准化

在绝大多数 fMRI 研究中，研究者都希望通过获得更大样本量的 fMRI 数据，实现对脑功能更全面、更广泛的研究。这就需要对不同个体的数据进行整合，然而不同个体的大脑形状、大小均存在差异，因此要实现所有个体的图像能在空间上一一对齐，就需要空间变化。空间标准化是将数据变换到一个共同空间的处理过程，其目的是减少个体间的差异，从而进行有意义的组间分析。目前，fMRI 空间标准化的主流方法为基于模板的标准化方法，此方法常用操作流程有两种：统计前标准化（prestatistics normalization）和统计后标准化（poststatistics normalization）。前者为 SPM 软件常用，先行数据预处理和空间标准化，再行统计分析；后者为 FSL 软件（https：//fsl.fmrib.ox.ac.uk/fsl/fslwiki/）所采用，先在原始空间进行预处理和统计分析，然后对统计结果图进行标准化。这两种处理流程都是有效的，选用何种流程则需要依据所采用哪种软件包分析数据。

选用哪些图像用于标准化，也是空间标准化的一个关键问题之一。最简单的方法是直接将 fMRI 数据配准到一个模板上，此模板的空间坐标由相同类型的图像制作完成。然而由于 fMRI 图像缺乏解剖学细节，因此这种方法多数情况下并不是最优方法。目前更多学者推荐使用多步骤法 - 将 fMRI 图像与高分辨率结构像相匹配的方法。如果同时拥有共面像与高分辨结构像，那么最好的方法就是先将 fMRI 图像和共面像对齐，然后再将共面像与高分辨结构像对齐，最后再将高分辨像匹配到标准空间。

空间标准化方法主要包括界标法（landmark–based methods）、基于体积的配准法（volume–based registration）和计算解剖学法（computational anatomy），其中界标法已逐渐被其他方法所替代。基于体积法是目前在 fMRI 中最常用的空间记录形式，它包括仿射线性配准以及各种非线性配准形式，其最常用模板有 MNI305 和 MNI152 等。计算解剖学法也已通过 SPM 软件中的 DARTEL 工具包以及 FSL 软件中的 FNIRT 工具包得到广泛应用。

六、功能磁共振成像数据分析技术

（一）任务态功能磁共振数据分析

经过预处理后就可以进行数据分析了，对任务态 fMRI 数据分析的最终目的都是为了能准确定位出被实验刺激激活的脑功能区。获得被激活脑区的最简单方法是用任务状态采集到的平均 fMRI 图像减去基线状态下的平均图像。但这种方法对头部运动非常敏感，图像中可能存在大量伪影，特别是在大脑边缘。而且这种简单的差值法无法产生一个统计检验值，难以对结果的可信度作出判断。

目前最常用的功能磁共振数据分析方法是基于一般线性模型（general linear model，GLM）的分析方法[12]。这种方法以三维全脑图像中的单个体素为基本单位，通过对每个体素的时间信号序列与实验设计模型做统计分析，得到某个显著水平下的脑区激活图。广义线性模型假设某体素的时间信号序列是实验设计矩阵与未知参数乘积的线性组合[13,14]：

$$Y_i = X\beta_i + \varepsilon_i \tag{式 3-3-10}$$

Y_i 是体素 i 的时间序列构成的列向量，是实验设计矩阵；βi 是未知参数构成的列向量；ε_i 是由噪声构成的列向量，并服从均值为 0，标准差为 σ_i 的正态分布。设计矩阵可以用灰度图来表示，图上每一个行对应一个扫描，每一列代表一个参数，矩阵的数值在图上用灰度表示，黑色代表最小值（通常是 -1），白色代表最大值（通常是 +1），介于两者之间的用不同灰色表示。设计矩阵图给出了设计矩阵的直观印象，通过它可以形象地观察所用的模型是否正确。

通过构建广义线性模型，原本是对 Y_i 进行统计分析，现在改为求解 β_i，得到 β_i 的图像，然后再对它们进行统计分析。脑功能激活图实际就是对未知参数 β_i 的统计推断得到的。可用最小二乘拟合法得到 β_i 的估计值：

$$\hat{\beta} = (X^T X)^{-1} X^T Y \tag{式 3-3-11}$$

这样根据 β_i 的估计值在每个体素得到一个统计量，由这个统计量组成的图像称为 SPM，可用于参数检验得到最终的激活图[15-17]。

（二）静息态功能磁共振数据分析

任务态 fMRI 研究的临床应用存在诸多限制：复杂的实验设计对临床医生来说执行困难；许多患者对认知任务配合困难，如婴幼儿患者以及严重的阿尔茨海默病患者等；认知任务各式各样，不便于研究的标准化。鉴于上述因素，任务态 fMRI 很难用于疾病的诊断，静息态 fMRI（resting-state fMRI, rs-fMRI）则能很好地规避上述问题。研究表明大脑在静息状态存在自发的 BOLD 信号低频振荡，而且某些脑区的信号的低频振荡保持着很高的同步性，且这种同步性可见于运动系统、语言系统、听觉系统以及视觉系统。

除了常规的预处理步骤外，rs-fMRI 数据还需要对时间序列进行带通滤波（0.01~0.08Hz）以去除低频信号漂移和呼吸心跳造成的高频噪声的影响，提取出能真实反映大脑自发活动的低频信号振荡。rs-fMRI 数据分析主要从以下两个方面展开：其一是不同脑区之间低频振荡的同步性分析，即功能连接分析；其二是局部脑区内部低频振荡的特性分析。

与基于任务态的功能连接分析相同，静息态下的脑区之间的功能连接也是采用相关分析方法来度量。其通常步骤是先选取某一 ROI 作为种子点，得到该区域的时间序列，然后计算该种子区与全脑其他体素的时间序列的相关性。两个脑区的时间序列相关性一般用 Pearson 相关系数表示。在这种分析方法中，种子点的选择是非常关键的步骤，一般根据解剖知识或者已有文献报道的某些激活区来选取。ICA 是分析功能连接的另一种方法，这种方法直接将全脑时间序列分解成多个相互正交、独立的成分，并认为信号在同一成分上投影较大的脑区之间存在功能连接。

低频振幅（amplitude of low frequency fluctuation, ALFF）、低频振幅比值（fractional ALFF, fALFF）、局部一致性（regional homogeneity, ReHo）是考察局部脑区内低频振荡特性的常用指标。ALFF 的计算原理是逐一对全脑的每一个体素的时间信号序列进行傅里叶变换，将时域的信号转换到频域。频谱中曲线下面积可视为信号的能量，然后对其开方得到信号振荡的幅度，亦即 BOLD 信号变化的强度，最后将每个体素的 ALFF 值除以全脑平均 ALFF 值，得到每个体素标准化后的 ALFF 值。ALFF 从能量角度反映了各体素在静息状态下自发活动的幅度。但 ALFF 对生理噪声非常敏感，因此有时也用 fALFF 代替 ALFF。fALFF 代表低频振幅（0.01~0.08Hz）与整个频率范围内振幅的比值。ReHo 是以肯德尔和谐系数为基础衡量全脑每个体素与其相邻体素所组成的团块在时间序列活动上的一致性，可间接反映局部 BOLD 信号及局部脑区活动的时间同步情况，可以反映局部脑区神经元活动的时间一致性程度。ReHo 升高提示局部神经元活动时间上趋向于同步；ReHo 降低则提示局部神经元活动时间上趋向于无序。ReHo 异常可能提示局部神经元同步性活动的产生与调控机制异常。

（三）基于静息态功能磁共振数据的脑网络分析

功能脑网络是对空间上存在一定距离的神经元或脑区之间交互活动的直观描述。静息态 fMRI 结合图论是目前分析大脑功能性网络的主要方法。在图论中，构成网络的基本单元称之为节点（node, N），而节点之间的关系定义为边（edge, E）。任何一个复杂网络可以用"图 G（N, E）"来表示。网络中各个节点之间的关系，称之为网络的拓扑性质。一个复杂网络包括但不仅限于以下几种拓扑性质：①集群系数：衡量网络的集团化程度，表示某一节点的邻居间互为邻居的可能；②最短路径长度：表示网络中某一节点的信息传达到另一节点的最优路径；③中心度：表示与某一节点直接相连的边数总和，度越大则表示该节点的连接就越多；中心度用来表示网络中所有节点的作用和地位,中心度最大的节点被认为是该网络的核心节点；④模块:表示网络中内部连接密集但对外连接稀疏的节点集团。模块内非常重要的节点被称作区域性核心节点；而在自身模块内作用有限但在维系整个网络的连通性上起重要作用的节点被称作连接子[18]。基于不同的拓扑性质,网络被分为规则网络、随机网络及小世界网络等类型(图3-3-3)。规则网络具有较高的集群系数和较长的最短路径长度；而随机网络恰好相反,拥有较低的集群系数和较短的最短路径长度；小世界网络则介于规则网络和随机网络之间,综合了两者各自的拓扑优势,既具有与规则网络类似的较高的聚类特性,又具有与随机网络类似的较短的最短路径长度,从而保证了在局部和全局水平上信息传递的高效性。目前基于静息态 fMRI 的脑功能与脑网络的研究无论是在数据分析方法还是临床应用都已经广泛展开,这些研究帮助我们更加清晰地认识人脑网络结构及其工作机制,也为人脑连接组学研究奠定了基础。

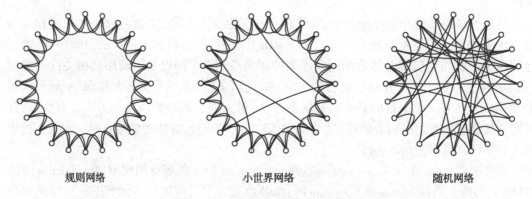

规则网络　　　　　　　　小世界网络　　　　　　　　随机网络

图 3-3-3　规则网络、小世界网络及随机网络

利用静息态 fMRI 数据构建功能性脑网络包括两个关键步骤:一是如何确定网络节点；二是如何定义网络的边。一般采用先验脑图谱划分的脑区确定网络节点。在构建脑功能网络中最常用的是 AAL(automatic anatomical labeling)图谱[19],该图谱根据解剖结构将全脑划分为 90 个脑区,即定义了 90 个节点；也有部分研究采用了其他节点定义策略。节点之间的连接一般可通过两个脑区内平均时间序列的 Pearson 相关、偏相关、小波相关以及同步似然性等参数来定义。最后通过一系列转换将上述加权网络转化为二值网络(图3-3-4)并计算相应的拓扑属性。

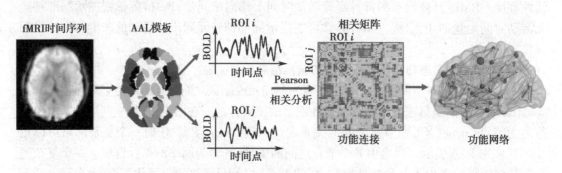

图 3-3-4　功能性脑网络的构建

（四）基于功能磁共振脑数据的机器学习

使用机器学习（machine learning）的方法分析 fMRI 数据，通常也称为多体素模式分析（multivoxel pattern analysis，MVPA），一般包括数据提取、特征选择、训练和测试、分类器刻画四个步骤。

1. 数据提取　从 fMRI 时间序列中提取的数据需要根据分类问题的性质而定。在某一特定个体的不同事件进行分类（"受试者内"分类问题）时，困难之处在于如何提取出能最好地反映每个事件所诱发的活动的特征。在组块设计中这种特征提取相对容易，因为这种设计下每个特定的条件都有相对应的时间点。既可以将一个组块内的全部时间点数据都纳入分析，也可以使用这些时间点里的部分具有代表性的数据，例如该组块的均值或者 GLM 模型的 β 值。对于试次间时间间隔较长（大于 10 秒）的事件相关设计，可以提取出每个事件所诱发的信号而减少其他事件的干扰，即提取事件后 4~6 秒的单个时间点，因为此时间能反映血氧动力反应的高峰值。对于快速事件相关设计，不同事件之间的重叠给数据提取造成了较大的困难。一个可行的方法是采用对快速和慢速事件相关设计均适用的 β 序列方法。但是在快速事件相关设计中，事件之间在时间的邻近性可能导致设计矩阵中更高的相关，从而导致对变量过高的估计，此时可以使用岭回归（ridge regression）的方法来处理这个问题，但是这种方法的敏感性很低。

另一种方法是将每个试次的时程均输入到分类器，即时空分类器（spatiotemporal classifier）。在这种情况下，分类器会自动确定哪个时间点包括了相关的信息。这种方法的好处是不假定任何血氧动力反应的模式。因此，当血氧动力反应与经典模式不相同时，这种方法会更敏感。但是，这种方法可能增加特征的数目，而使得分类器进行学习的难度增大。总体来说，推荐使用组块设计或者相对较慢的事件相关设计来克服快速事件相关设计给特征提取带来的严重问题。

还有一种方法是放弃不断试验的分类，而采用以简要统计图对数据单独部分的估计之间的分类（如独立运行）。这种方法消除了不断试验的估计的问题，但它却会改变从结果中得到的结论，它不能准确地解码每个单独的试验，而是一般地测量了数据中有多少信息与分类中的差异相关。一个相似的方法可以用于尝试在不同个体进行分类的研究，在这种情况下，最常用的方法是对每个受试者进行某种空间标准化后的总体图，例如参数估计图或者 t/Z 统计图。使用统计图比使用参数估计图获益更多，因为他们的体素量度相同。

2. 特征选择　从 fMRI 时间序列中选取好相关的数据后，下一步就是决定将哪些特征（体素）加入分类器中进行分析。特征选择有两个可能的层次：第一，可以识别在某种程度上不涉及任何结果变量信息的一组体素，或是使用解剖学知识，或是与结果变量不相关的数据特征；第二，可以用分类器确定哪些体素对分类最有效，并只使用这些特征进行分析。最简单的方法是将全脑的数据都纳入分析。根据体素的大小，这可能会有 300 000 个特征，这个数目超过了一些分类器的极限（如神经网络）。一般来说，对于这类分析，支持向量机是适宜的分类器，它们在特征数目巨大时仍然保持良好表现。另一种可行的方法是使用先验的兴趣区只分析特定的体素。当目标在于识别对特定任务重要的解剖/功能区域或者集中于某些先验兴趣区时，这种方法特别有用。需要注意的是，应确保 ROI 的选择不是基于任何分析的任何结果，否则会导致泛化估计值的偏倚。除了基于解剖的特征选择外，还能使用与结果变量无关的个体特征进行非监督特征选择。例如，当较大差异的特征比较小差异的特征为观测差异带来更多的有效信息,可选择具有最大差异的特征。

3. 训练和测试 完成数据预处理完之后,接下来就可以训练分类器并评估它的泛化性。为了准确地评估分类器对新数据的泛化能力,很关键的一点就是必须将训练和测试分类器的数据集分离开来。其中最简单的方式就是采集两个数据集,一个用于训练分类器,另一个用于测试分类器。但是这样做效率会很低,因为必须采集两倍于原计划的数据观测量。另外,其结果是易变的,因为它却决于哪些观测值会在训练和测试中随机出现。幸运的是,有很多更有效的方法来评估分类器的泛化能力,可以通过单独反复的训练 – 测试迭代,在相同的数据上完成训练和测试,此过程被称为交叉验证(cross-validation),也常用来指 K 折交叉验证(k-fold cross-validation)。在交叉验证中,数据被分成了 k 份,预留出 1 份后,剩余所有的数据被用于训练分类器,并在预留出的数据上做测试,然后重复这个过程。这里如果 k 与观测量相等,这个过程被叫作留一交叉验证(leave-one-out cross-validation)。虽然在计算量上,留一交叉验证(leave-one-out cross-validation)会相对比较耗时,但是这种方法可提供测试正确率的无偏倚测量。另外,在较大 k 的情况下,K 折交叉验证会有偏测量,此时 $k=10$ 是一个相对较好的折中方案。

4. 分类器刻画 进行分类器的分析并发现其对于选择的特征集表现良好,这对评估分类器的性能很重要。一般而言,这涉及描述每个特征在分类中的应用。

分类器刻画中,一个常用步骤是将每个体素在分类过程中的重要性进行可视化,从而形成常说的敏感性图(sensitivity maps)或重要性图(importance maps),完成这一步的具体细节取决于所使用的分类器类型。比如,在使用神经网络时可以将网络中的权重结构重新投射到大脑,形成一张记录每个体素对分类性能贡献的重要性图。使用支持向量机时,可以得到基于每个维度的参数的敏感性图。对于这样的图,请谨记它们仅仅反映所选择用于分析的分类器的敏感性,不同的分类器对于不同的特征敏感性可能存在差异。

一种评估特征重要性的方式是通过添加噪声干扰它们的作用。首先向每个体素添加噪声,然后筛选出那些受噪声影响至少 30% 的体素。采用什么样的噪声是至关重要的,而且依赖于选用的分类器,因此这种方法仅推荐对分类过程有深入理解的人使用。

另一种用来刻画局部分类器性能的技术是探照灯(searchlight)方法。在这种方法中,在每个体素中心放置一个小球,分类器只在球内范围的体素里进行训练和测试,然后将正确率赋予此中心体素。这个过程提供了一幅图用以显示哪些区域包含相关分析信息。探照灯图特别高效,因为它可以被用到组分析中,以发现那些受试者间呈现出一致分类准确度的脑区。采用探照灯分析存在两个潜在的困难:第一,根据特定分类器的速度、数据的分辨率和探照灯半径的选择,在脑的每个体素上运行探照灯分析可能会花费很长的计算时间;第二,半径的选择可能会影响对结果的正确解读,一个非常大的探照灯可能潜在地整合了跨多个功能脑区的信息,而非常小的探照灯则可能仅仅整合了少数几个体素的信息。因此,对于探照灯半径的合适选择取决于要检验的假设。得到探照灯图以后,为了识别表现出显著分类性能的脑区,对它们进行设定阈值是很有必要的。对于个体受试者的数据,常用方法是采用二项检验(binomial test)进行阈值映射。但是,如果分类器中存在偏倚,使用这种方法可能是有问题的。因此,最好的方法是采用置换检验(permutation test)。在组分析中,探照灯的敏感性图可以经标准的 GLM 分析,并将受试者视为随机效应。

七、功能磁共振成像在精神影像学中的应用

功能磁共振成像对于精神障碍的研究具有极大价值和潜力,目前已经应用到诸如精神分裂症、抑郁障碍、创伤后应激障碍等精神障碍的研究中,这里以精神分裂症为例,从大脑功能的角度探索其发病机制。

(一)亚临床阶段精神分裂症脑功能的研究

认知功能损害是精神分裂症的主要临床表现之一,但部分患者在临床前期就表现出部分认知功能损害,为探索其神经机制,艾伦(Allen)等发现相对于健康对照者,精神障碍风险状态(individuals with an at-risk mental state, ARMS)受试者在完成 Hayling 补句测验(Hayling sentence completion test, HSCT)时,其前扣回皮层与颞中回之间的内源性连接强度增加[20]。还有研究者发现精神分裂症高风险者(high risk, HR)默认网络内的功能连接较健康对照异常增高,并且后扣带回皮层与工作任务相关网络的功能连接强度降低[21]。以上研究说明精神分裂症在亚临床阶段就已经存在大脑功能连接异常,并且扣带回皮层相关的功能连接异常与其认知功能损害密切相关,揭示精神分裂症在亚临床阶段的神经病理生理学机制。

由于杏仁核在应激、情感加工及精神障碍发作中的重要作用,杏仁核相关神经网络的改变被认为是精神分裂症神经病理学基础之一。安蒂塞维克(Anticevic)等纳入了正常对照、HR、精神分裂症疾病早期患者(early-course schizophrenia, EC-SCZ)和精神分裂症慢性期患者(chronic schizophrenia, C-SCZ),比较了精神分裂症疾病的各个疾病阶段的杏仁核与全脑的功能连接。结果显示,相对于正常对照组,EC-SCZ 和 C-SCZ 的杏仁核与眶额叶之间的功能连接显著减弱,而 HR 未见明显改变。并且杏仁核与眶额叶之间功能连接减弱与精神分裂症的临床症状相关。而另一方面,HR 杏仁核与脑干去甲肾上腺素能兴奋性神经核周围区域的功能连接增强,但在 EC-SCZ 和 C-SCZ 中并未发现类似结果。研究结果提示,杏仁核与眶额叶之间的功能连接缺陷可能在疾病的早期病程阶段就出现,并持续到慢性病程时期,与疾病的症状严重程度相关,但该功能连接缺陷在精神分裂症 HR 人群中并不存在。相反,精神分裂症高风险人群应激反应相关的神经环路功能连接增强[22]。

(二)首发未用药精神分裂症脑功能的研究

基于以往的脑形态学研究结果 – 首发未治疗精神分裂症患者存在右侧颞上回、颞中回和扣带回前部灰质体积异常,研究者进一步采用种子点相关分析方法,以上述 3 个脑区作为种子点来研究精神分裂症患者静息状态下的功能连接。进而发现这三个结构所涉及的功能网络不同,但患者组与对照组之间并没有差异,而患者组的某些功能网络与临床症状具有相关性,说明局部灰质异常可以通过功能网络影响患者的临床症状。为探究首发未用药精神分裂症患者功能活动缺陷特定脑区是否与结构缺陷的脑区相同,吕粟等研究者在测量首发未用药精神分裂症患者灰质体积的同时,也测定了静息状态下低频振幅,结果显示首发未用药精神分裂症患者灰质体积改变主要在丘脑 – 皮层网络,静息状态低频振幅的改变主要在额顶叶和默认模式网络,这提示功能改变相对于结构改变具有不同的模式[23](图 3-3-5)。由于前额叶被认为是精神分裂症等精神障碍功能损害的关键区域,安蒂塞维克(Anticevic)等利用局限性全脑连接分析,其研究结果表明在疾病的早期前额叶的功能连接增强[24](图 3-3-6),功能连接增强能够预测疾病症状的严重程度和区分患者和正常对照。

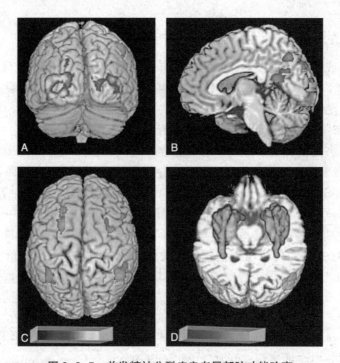

图 3-3-5 首发精神分裂症患者局部脑功能改变

与正常对照比较,低频振幅(ALFF)减低的区域为右侧额下回(C)、左侧额上回(C)、内侧额叶(B)、
双侧顶下小叶(C)及楔前叶(C),而 ALFF 增加的区域(红色)为双侧壳核(D)和枕叶(A)

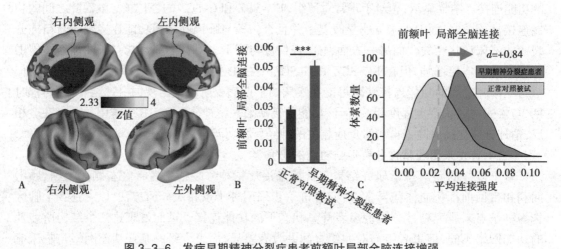

图 3-3-6 发病早期精神分裂症患者前额叶局部全脑连接增强

(三)药物治疗对精神分裂症脑功能的影响

精神分裂症伴有显著的社会、认知功能减低,抗精神病药物治疗是标准的治疗方式,前期研究多在分子水平探索其作用机制,在系统水平如何产生治疗效果的机制尚不清楚。吕粟等研究者以探索精神分裂症患者药物治疗前后的脑网络改变为出发点,首次采用静息状态功能磁共振技术跟踪研究首发未治疗精神分裂症患者药物治疗前及治疗 6 周后的脑功能动态改变。发现与基线状态相比,药物治疗 6 周后,患者出现额叶和基底节等脑区局部脑功能活动增强,并与患者的临床症状相关,而神经网络协调性降低[25](图 3-3-7)。为揭示抗精神病治疗及副作用的神经网络机制提供了重要信息,同时也说明多模态磁共振技术在精

神障碍动态演变研究中的价值。同一研究小组还发现首发的精神分裂症患者在使用抗精神病药物治疗 12 个月后,原基线前额叶功能连接增强减弱,趋向正常[24](图 3-3-8)。

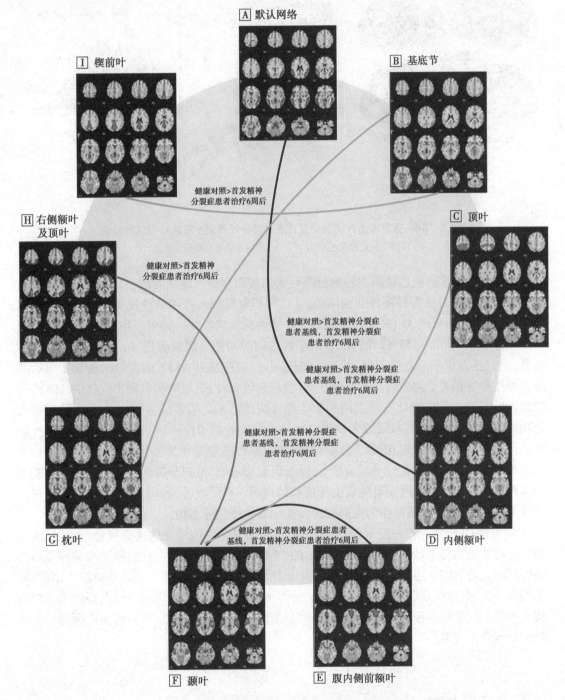

图 3-3-7　首发未治疗精神分裂症患者药物治疗 6 周后神经网络改变

A. 默认网络;B. 基底节;C. 顶叶;D. 内侧颞叶;E. 腹内侧前额叶;F. 颞叶;G. 枕叶;H. 右侧额叶及顶叶;I. 楔前叶。精神分裂症患者与正常对照两组间比较,红线代表基线时患者功能连接异常,而治疗 6 周后,功能连接恢复正常。绿线表示基线时患者功能连接正常,治疗之后功能连接减弱。黑线代表治疗前后功能连接未见明显变化

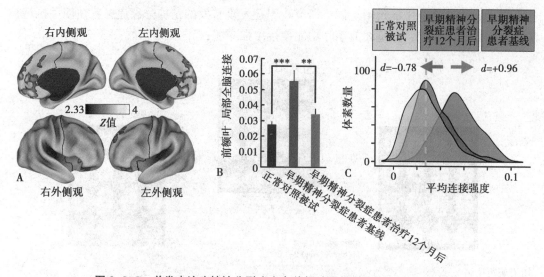

图 3-3-8 首发未治疗精神分裂症患者前额叶局部全脑连接的纵向分析

精神分裂症患者治疗 12 个月后,前额叶功能连接明显减弱

　　国内外及上述研究已证实在精神分裂症疾病初期存在大脑功能活动异常。为探索抗精神分裂症药物是否改善局部异常脑活动,李飞等研究者纳入并随访首发未治疗精神分裂症患者,随访 1 年后采用 ALFF 探索用药后大脑活动的纵向改变。结果发现随访 1 年后,右侧顶下小叶、眶额叶的 ALFF 以及两侧顶下小叶之间的功能连接显著增加;而右侧枕叶 ALFF 减低,达到正常水平。此外,基线状态右侧眶额叶、右侧枕叶 ALFF 改变值与随访 1 年后的改善程度显著相关。而基线状态双侧丘脑、腹内侧前额叶、楔前叶和右侧杏仁核的 ALFF,右侧眶额叶与背内侧前额叶皮质之间的功能连接随访后未见明显改善[26]。在药物治疗对大脑功能连接的影响方面,有研究者发现纹状体与前额叶和边缘区域的功能连接增加与抗精神病治疗相关的症状缓解相关[27],同时纹状体相关功能连接可以在个体水平预测急性精神病患者对抗精神病药物治疗的反应[28]。以上研究均表明,精神分裂症疾病早期或急性期神经生理学的一部分异常改变可随着临床症状的缓解而有所改善,利用 fMRI 随访精神障碍治疗效果具有临床意义,或可作为疾病的持续变化的特征性标志物。

　　尽管 fMRI 技术存在一定局限性,但它依然是衡量脑功能活动的重要指标,也是目前无创评价活体脑功能的最佳方法。随着 fMRI 技术的不断进步和发展成熟,除了在精神障碍方面的应用之外,fMRI 还在认知心理学、文化与社会认知神经科学等方面起着重要作用,为文化差异、社会组群关系、面孔识别、痛觉、共情等方面的脑功能神经机制的研究提供了全新的技术手段。随着磁共振新技术的发展,具有更高时空分辨率的 fMRI 将会有更广阔的发展前景和临床应用领域。

（吕粟　刘杰克　龙镜亦）

参考文献 >>>

1. Ogawa S, Lee TM, Kay AR, et al. Brain magnetic resonance imaging with contrast dependent on blood oxygenation. Proc Natl Acad Sci U S A, 1990, 87（24）：9868-9872.

2. Song AW, Wong EC, Tan SG, et al. Diffusion weighted fMRI at 1.5 T. Magn Reson Med, 1996, 35（2）: 155-158.

3. Kwong KK, Belliveau JW, Chesler DA, et al. Dynamic magnetic resonance imaging of human brain activity during primary sensory stimulation. Proc Natl Acad Sci U S A, 1992, 89（12）: 5675-5679.

4. Kim SG, Tsekos NV, Ashe J. Multi-slice perfusion-based functional MRI using the FAIR technique: comparison of CBF and BOLD effects. NMR Biomed, 1997, 10（4-5）: 191-196.

5. Friston KJ, Jezzard P, Turner R. Analysis of functional MRI time series. Hum Brain Mapp, 1994, 1（2）: 153-171.

6. Worsley KJ, Friston KJ. Analysis of fMRI time series revisited-Again. Neuroimage, 1995, 2（3）: 173-181.

7. Friston KJ, Zarahn E, Josephs O, et al. Stochastic designs in event-related fMRI. Neuroimage, 1999, 10（5）: 607-619.

8. Jezzard P, Balaban RS. Correction for geometric distortion in echo planar images from B0 field variations. Magn Reson Med, 1995, 34（1）: 65-73.

9. Hutton C, Bork A, Josephs O, et al. Image distortion correction in fMRI: A quantitative evaluation. Neuroimage, 2002, 16（1）: 217-240.

10. Garavan H, Murphy K. Experimental Design In fMRI Techniques and Protocols. New York: Humana Press, 2009, 133-149.

11. Friston KJ, Williams S, Howard R, et al. Movement-related effects in fMRI time-series. Magn Reson Med, 1996, 35（3）: 346-355.

12. Boynton GM, Engel SA, Glover GH, et al. Linear systems analysis of functional magnetic resonance imaging in human V1. J Neurosci, 1996, 16（13）: 4207-4221.

13. Buxton RB, Uludağ K, Dubowitz DJ, et al. Modeling the hemodynamic response to brain activation. Neuroimage, 2004, 23 Suppl 1: S220-S233.

14. Glover GH. Deconvolution of impulse response in event-related BOLD fMRI. Neuroimage, 1999, 9（4）: 416-429.

15. Friston KJ, Holmes AP, Worsley KJ, et al. Statistical parametric maps in functional imaging: A general linear approach. Hum Brain Mapp, 1995, 2（4）: 189-210.

16. McKeown MJ, Sejnowski TJ. Independent component analysis of fMRI data: Examining the assumptions. Hum Brain Mapp, 1998, 6（5-6）: 368-372.

17. Viviani R, Grön G, Spitzer M. Functional principal component analysis of fMRI data. Hum Brain Mapp, 2005, 24（2）: 109-129.

18. Bullmore E, Sporns O. Complex brain networks: graph theoretical analysis of structural and functional systems. Nat Rev Neurosci, 2009, 10（4）: 186-198.

19. Tzourio-Mazoyer N, Landeau B, Papathanassiou D, et al. Automated anatomical labeling of activations in SPM using a macroscopic anatomical parcellation of the MNI MRI single-subject brain. Neuroimage, 2002, 15（1）: 273-289.

20. Allen P, Stephan KE, Mechelli A, et al. Cingulate activity and fronto-temporal connectivity in people with prodromal signs of psychosis. Neuroimage, 2010, 49（1）: 947-955.

21. Shim G, Oh JS, Jung WH, et al. Altered resting-state connectivity in subjects at ultra-high risk for

psychosis：an fMRI study. Behav Brain Funct, 2010, 6（1）: 58.

22. Anticevic A, Tang Y, Cho YT, et al. Amygdala Connectivity Differs Among Chronic, Early Course, and Individuals at Risk for Developing Schizophrenia. Schizophr Bull, 2014, 40（5）: 1105-1116.

23. Ren W, Lui S, Deng W, et al. Anatomical and functional brain abnormalities in drug-naive first-episode schizophrenia. Am J Psychiatry, 2013, 170（11）: 1308-1316.

24. Anticevic A, Hu X, Xiao Y, et al. Early-Course Unmedicated Schizophrenia Patients Exhibit Elevated Prefrontal Connectivity Associated with Longitudinal Change. J Neurosci, 2015, 35（1）: 267-286.

25. Lui S, Li T, Deng W, et al. Short-term effects of antipsychotic treatment on cerebral function in drug-naive first-episode schizophrenia revealed by "resting state" functional magnetic resonance imaging. Arch Gen Psychiatry, 2010, 67（8）: 783-792.

26. Li Fei, Lui S, Yao L, et al. Longitudinal Changes in Resting-State Cerebral Activity in Patients with First-Episode Schizophrenia: A 1-Year Follow-up Functional MR Imaging Study. Radiology, 2016, 279（3）: 867-875.

27. Sarpal DK, Robinson DG, Lencz, et al. Antipsychotic treatment and functional connectivity of the striatum in first-episode schizophrenia. JAMA Psychiatry, 2015, 72（1）: 5-13.

28. Sarpal DK, Argyelan M, Robinson DG, et al. Baseline Striatal Functional Connectivity as a Predictor of Response to Antipsychotic Drug Treatment. Am J Psychiatry, 2016, 173（1）: 69-77.

第四节　磁共振波谱

一、磁共振波谱学基础及其信号的生物化学基础

（一）化学位移

根据 Lamor 方程，原子核的共振频率是由其磁旋比 γ 及其所处的磁场强度 B 所决定的，即 $\omega=\gamma\cdot B$。对于某一特定原子核来说，磁旋比 γ 为一常数，取决于原子核内在特性，与外磁场无关；但原子核所处的磁场的强度 B 是不同的。这是因为同一原子核在不同化学分子或同一分子的不同化学基团中所处的化学环境（周围的电子云）不同，电子云会对主磁场产生屏蔽作用（用屏蔽常数 δ 表示），使得原子核实际受到的磁场强度小于外加主磁场 $[B=(1-\delta)\cdot B_0]$。这种由于电子云的屏蔽作用所产生的磁场差别及共振频率变化的现象 $[\omega=\gamma\cdot(1-\delta)\cdot B_0]$，称为化学位移（chemical shift），其是磁共振波谱成像的物理基础之一。

（二）自旋耦合

磁共振波谱成像的另一个重要物理学基础是自旋耦合（spin-spin coupling），又称 J-耦合。在分子中，不仅核外电子会对质子的共振吸收产生影响，邻近质子的相互作用也会影响对方的共振吸收。其原理是邻近原子核之间的相互作用会改变原子核自旋在外磁场中进动的能级分布状况，造成能级的裂分，进而造成谱峰的分裂，引起共振谱线增多，这种相邻原子核之间的相互作用称为自旋耦合。由自旋耦合引起的谱线增多称为自旋裂分，裂分间距称为耦合常数 J，其与外磁场强度无关。J 值越大，耦合越强，波分离越宽。

MRS 成像原理与 MRI 成像原理相似，即给磁场中的原子核施加一个与其进动频率相同的射频脉冲（如 90°脉冲），当原子核受到与其进动频率相同的射频脉冲激励时，会吸收

电磁波能量由低能状态跃迁到高能状态,并产生宏观的横向磁化矢量;当射频脉冲停止激发后,原子核便以进动方式弛豫到原来的位置。在此过程中,接收线圈会接收到一种随时间变化呈指数衰减的信号,称之为自由感应衰减信号(free induction decay,FID)。FID 经过傅里叶变换后即可得到按频率分布的函数图,即磁共振波谱图(图 3-4-1)。由于化学位移和自旋耦合的作用,使得同一原子核在不同化学分子中的共振频率不同,在 MRS 上就可以根据频率的差异来识别不同的化学物质。同时由于某种化学物质的信号强弱与其含量成正比,因此利用振幅的高低就可以估计某种化学物质的含量。由于 MRS 所探测的信号比 MRI 所探测的信号弱得多,常需要多次平均才能获得足够的信噪比,因此检查时间相对较长。

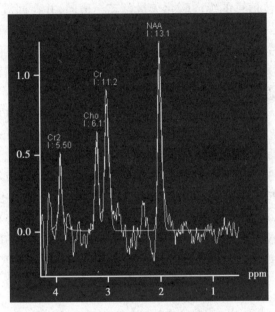

图 3-4-1 磁共振波谱图

横轴代表化学位移,单位为百万分之一(ppm);纵轴代表信号强度;峰高和峰值下面积反映某种化合物的存在和化合物的量,与共振的原子核的数目成正比

二、磁共振波谱的采集方法

(一)磁共振波谱定位技术

在开始波谱信号采集前,需要将信号来源合理地定位于感兴趣区(volume of interests,VOI)内,才能对结果进行正确的解释。准确采集 VOI 内的信号,而不被 VOI 以外的信号污染,是 MRS 成功的关键。

1. MRS 的定位原理 MRS 成像中感兴趣区的准确定位主要基于以下 3 种原理:

(1)使用层面选择性脉冲激励选定感兴趣容积中的质子或使其横向磁化矢量重聚。感兴趣容积外的质子不被激励,或感兴趣容积外产生的横向磁化矢量被扰相梯度去相位。

(2)基于纵向磁化矢量的层面选择性反转和整个容积的非选择性激励。在扫描过程中交替施加层面选择性反转脉冲,将施加与不施加反转脉冲所采集的信号相减,这样就只有来自靶层面的 MR 信号被累加。

（3）外部容积饱和，感兴趣容积周围的磁化矢量被层面选择性激励脉冲和随后的扰相梯度场所饱和。然后激励留在感兴趣容积中的纵向磁化矢量并采集相应的 MR 信号。

2. 目前常用的 MRS 定位技术包括 STEAM、PRESS、ISIS 等，尤以前两种最为常用。

（1）激励回波采集模式（stimulated echo acquisition method，STEAM）：采用激励回波采集，即射频脉冲（RF）由三个互相垂直的 90°选层射频脉冲组成，所得到的信号来自三个层面的交叉点。其中，前两个脉冲相距 TE/2 时间，后两个脉冲相距 TM（mixing time）时间。第一个 90°脉冲使纵向磁化矢量变成横向，经 TE/2 时间后再受到第二个 90°脉冲的激发又变回纵向，并保留了 TE/2 期间所获得的相位信息。而由第二个 90°脉冲所形成的横向磁化矢量则被 TM 期间所施加的打击梯度（crusher gradient）破坏。第三个 90°脉冲的作用是将带有来自第一个 TE/2 相位信息的纵向磁化矢量翻转至横向，并在回波时间 TE 时重聚，形成所需的信号。其优点是技术简单直接，一次激发就能完成采集，不需要相位再循环；水抑制充分；体素边缘锐利，污染少，空间定位准确。缺点是它产生的激励回波只有 VOI 一半的信号，即激励回波的效率只有 50%，信噪比较低。由于其使用 TE 较短，因此适合检测 T_2 弛豫时间较短的代谢物，如脂质、肌醇和谷氨酸盐。

（2）点分辨波谱（point-resolved spectroscopy，PRESS）：采用自旋回波采集，即射频脉冲由 90°–180°–180°脉冲组成。90° RF 激发后，磁化强度保持在 xy 平面内直到数据采集。由两个 180°脉冲重聚形成的两个自旋回波只有第二个被采集，这是因为只有这部分的自旋核才同时受到 3 个 RF 脉冲激励，并在 TE 时刻内重聚，形成第二个回波信号。相比于 STEAM 而言，PRESS 序列保留了完整的 VOI 信号，信噪比是 STEAM 的 2 倍。其不足之处是所使用的 TE 较长，因而不适宜观察衰减较快（即 T_2 值短）的代谢物的检出，如脂质。但目前 PRESS 技术最短 TE 可达 40ms 以下。因此，相比于 STEAM 序列，PRESS 具有更高的信噪比及时效性，因而较 STEAM 更为常用。STEAM 与 PRESS 对比的优缺点见表 3-4-1。

表 3-4-1　STEAM 与 PRESS 的比较

定位技术	序列构成	优点	缺点	应用
激励回波采集模式（STEAM）	由三个 90°脉冲组成	可以使用很短的回波时间（TE= 35ms），检测代谢物种类多，如脂质、肌醇、谷氨酸盐只有在短 TE 才能检出	激励回波只能得到 VOI 一半的信号，即激励回波的效率只有 50%。对运动敏感，信噪比低，对匀场和水抑制要求严格	由于 TE 较短，适合检测 T_2 弛豫时间较短的代谢物，如肌醇，谷氨酸盐
点分辨波谱（PRESS）	由 90°–180°–180°脉冲组成	保留了完整的 VOI 信号，信噪比高，可选长、短 TE（144ms 或 35ms），对运动不太敏感	所使用的 TE 相对较长，最短的 TE 只能达到 30ms 左右，不易检出短 T_2 物质，如脂质	适合观察 T_2 弛豫较慢的 NAA、Cr、Cho 等，有利于多体素 CSI

（3）活体影像选择波谱（image selected in-vivo spectroscopy，ISIS）：ISIS 技术先采用三个 180°层面选择反转脉冲激发，之后再施加一个 90°的采样脉冲读出 z 轴磁化矢量，完成数据采集。该技术采用层面选择脉冲对主磁场的均匀性要求不像其他技术那么高，因此 ISIS

技术适用于射频场不均匀的表面线圈。另外 ISIS 技术中磁化矢量全部被偏转到 z 轴上，T_2 弛豫丢失很少，因此有利于 T_2 值较短的代谢物成像。

（二）磁共振波谱的采集方法

1. **单体素波谱（single voxel spectroscopy，SVS）** 用于测定单个体素内各代谢物的含量，获得单个波谱（图 3-4-2）。其优点是采集时间短，信噪比高，谱线定性分析容易；缺点是覆盖范围有限，因此常用于分析特定区域内的代谢改变。

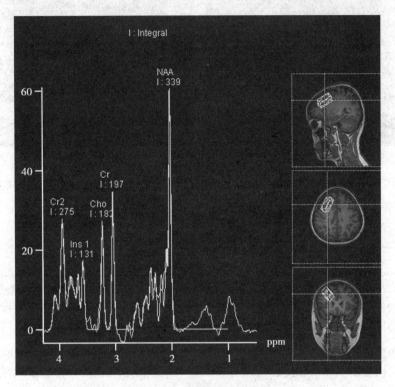

图 3-4-2 单体素磁共振波谱
正常人左侧前额叶背外侧磁共振波谱成像表现

2. **多体素波谱（multi-voxel spectroscopy，MVS）** 又称化学位移成像（chemical shift imaging，CSI）、磁共振波谱成像（MRS imaging，MRSI），用于测定大面积区域内各代谢物的含量及空间分布情况，测量区域由若干体素组成，可获得波谱矩阵表（图 3-4-3）。其优点是一次采集覆盖范围大，在选定的空间分布中，可得到多个体素的代谢物谱线矩阵图，还可通过软件将感兴趣代谢物的 MRS 信号变化标记到相应的 MRI 图像上，重建出代谢物分布图，即代谢图（metabolite mapping）。其缺点是匀场比较困难，易受磁场不均匀性影响，在测量较大体积时，由于磁场的不均匀性，难以获得较好的分辨率。SVS 与 MVS 对比的优缺点见表 3-4-2。

3. **SVS 与 MVS 的临床应用** SVS 主要用于脑的 MRS 检查，常用以检测局部病灶（如肿瘤）的代谢情况，并可与正常脑组织进行比较。MVS 主要用于脑与前列腺的 MRS 成像，在脑的波谱成像中，主要用于多发病变（如多发性硬化）以及难以确定病变范围（如癫痫、精神障碍等）等疾病的检查。对于后颅窝的病变，由于其邻近骨结构，易受磁化率伪影影响，所以更适宜采用单体素磁共振波谱成像。

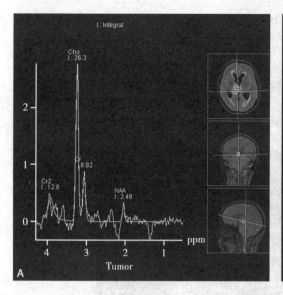
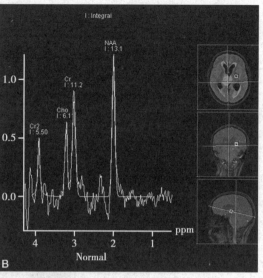

图 3-4-3 多体素磁共振波谱

左侧丘脑胶质瘤患者磁共振波谱成像,A 中体素框定位于肿瘤所在位置,谱线图示 NAA 峰降低,
Cho 峰增高;B 中体素框定位于对侧正常脑组织,谱线图示各峰比例正常

表 3-4-2 SVS 与 MVS 的比较

	优点	缺点
SVS	容易实现,成像时间短、数据后处理容易、扫描兴趣区内匀场效果较好、得到的谱线通常基线平整,噪声小,信噪比高	覆盖范围有限,扫描得到的波谱反映的是单个体素内不同成分代谢物的情况,不能反映病灶内不同部位的代谢物浓度改变情况
MVS	覆盖范围广,一次采集可获得较多信息,可同时获得肿瘤内部、瘤周水肿区及肿瘤周围信号正常区域等部位的代谢变化	体素容积小,信号强度低,成像时间长;匀场比较困难,易受磁场不均匀性影响,在测量较大体积时,由于磁场的不均匀性,难以获得较好的分辨率

三、定域单体素磁共振波谱的技术要点

(一)容积定义

靶容积的空间位置是在存在磁场梯度的情况下通过施加频带选择性脉冲来确定的,所施加射频脉冲和梯度的性能影响着容积定义的准确性。定义单体素磁共振波谱成像容积的基本理念是通过设计三个正交层面选择性射频脉冲激励成像区域,然后只采集来自三个切片相交区域(即感兴趣区)的回波信号,而来自感兴趣区外的信号则因为施加扰相梯度场而被抑制掉。在定域单体素磁共振波谱成像容积时,应尽量使感兴趣区位于容易匀场的区域,并且感兴趣区中的组织应尽量均一,不要有大的变化(应避开空气–组织交界处或邻近颅骨、手术等区域)。因为 RF 脉冲有一定形状,使得在容积之外的组织也受到刺激,所以在放置像素时应保守一些,留出一定空间防止错误发生。测量体素的宽度一般在 10~40mm 之间,典型 SVS 像素容积大小为 20mm × 20mm × 20mm。

（二）定位序列的选择

射频脉冲的激励轮廓影响容积边缘的锐利度。STEAM 与 PRESS 序列均可用于单体素磁共振波谱成像。其各自的特点如下：

1. 相比于 PRESS 而言，STEAM 采用 90°射频脉冲，其激励轮廓较 180°脉冲更为锐利，采集到的体素边缘也就更为锐利。另外，STEAM 序列所使用射频脉冲的能量也明显小于 PRESS 序列。因此在高场强 MRS 成像中，STEAM 更具优势。

2. 在使用相同的成像参数时，PRESS 序列的信噪比是 STEAM 的 2 倍。

3. STEAM 序列使用短 TE 成像，采集的代谢物多为 T_2 弛豫较快的物质，如肌醇、谷氨酸盐等，而 PRESS 序列的使用 TE 较长，更适合 T_2 弛豫较慢的 NAA、Cr、Cho 等的检出。

值得指出的是，上面所列出的 STEAM 和 PRESS 之间的差异是极其微弱的，并且随着磁共振设备软件和硬件的发展，PRESS 技术也能实现短 TE 成像（TE<40ms），所以在实际临床应用中，由两者扫描所获得的波谱结果相似，但因为 PRESS 序列的信噪比是 STEAM 的 2 倍，所以临床应用更为广泛。在 1.5T 场强下 MRS 成像中 PRESS 与 STEAM 扫描参数设置的参考范围见表 3-4-3。

表 3-4-3　1.5T MRS 成像中 PRESS 与 STEAM 扫描参数的设置

	TE	TR	无水抑制采集次数	有水抑制采集次数
短 TE PRESS 法	30~35ms	1 600~2 000ms	8~16 次	128~192 次
短 TE STEAM 法	20~35ms	1 600~2 000ms	8~16 次	128~192 次
长 TE PRESS 法	135~144ms	1 600~2 000ms	8~16 次	128~192 次

（三）空间编码

确定扫描层面时需要应用一个频率选择脉冲和一个梯度场，不同的体素大小是通过不同带宽的射频场加恒定的梯度场或是恒定带宽的射频场加上不同的梯度场来实现的。

（四）质量控制

波谱质量的评价指标包括信噪比、分辨率、无伪峰和基线的平坦度。多种因素均可影响到波谱的质量，包括磁场强度、射频线圈的性能、磁场的均匀度、水抑制程度、感兴趣区外信号抑制的程度、定位技术的选择、扫描参数的设置等，详细内容请参照本节第五部分"磁共振波谱质控要点"。

四、多体素磁共振波谱成像的技术要点

（一）多容积定义

多体素磁共振波谱技术基础是相位编码法，即利用相位编码梯度对检测区域内的所有体素进行空间编码。体素的大小由矩阵和扫描视野（field of view，FOV）共同决定。其有 2D 和 3D 两种采集模式。2D 采集模式是用一个选择性射频脉冲及跟随一个相位平衡脉冲的选层梯度实施选择性激发，并在两个空间方向进行编码。3D 采集模式与 2D 采集模式相似，不同的是其将三个梯度同时用作相位编码，并且用一个频带很宽的 RF 脉冲替代层面激发射频脉冲。

多体素波谱成像对磁共振设备的软硬件要求很高，需要较大的相位梯度进行空间编码，

而且为了保留波谱信息,通常要在没有任何梯度的情况下采集 MR 信号,这样的后果是在 MRSI 上每一个体素的形状都不易控制,容易受到体素外信号的影响或污染。采集过程需要重复多遍,为获得足够的空间分辨力,需要分别在两个方向上施加梯度,而且代谢物的影像需要在空间和谱线两个领域内进行傅里叶转换,因此多体素波谱技术成像时间明显长于单体素波谱。为有效节约时间,常在一个 TR 间期内采集多个体素,即在完成一次单体素采集后的 T_1 恢复时间内,可同时采集另一个体素的波谱。使用这种方法,可在单次扫描中定义并交替采集多个体素,这与 MR 成像中的多层面采集非常相似。但是,由于 3 个正交的层面选择性射频脉冲被用于容积选择,所以在体素设计时应当注意不要将其置于已设有其他体素的任何层面,因为这将导致信号的部分饱和。类似的,应注意避免用于选择体素的射频脉冲与外部容积饱和脉冲相重叠。在定域多体素成像容积时,感兴趣区的设置应同时包括病变部位与正常组织,以脑肿瘤扫描为例,感兴趣区的设置应同时包括肿瘤实质部、瘤周水肿带及周边正常脑组织,同时应避开头皮脂肪沾染及颅骨的干扰。在体素大小的最优化选择方面,应同时考虑波谱空间分辨率与信噪比两方面因素。体素设定越小,体素内组织均匀性越好,波谱分辨率越高,但体素过小会造成信噪比降低。常规推荐多体素 MRS 成像中单个体素大小设置为 10mm × 10mm × 15mm。

(二)空间编码

与单体素 MRS 不同的是,多体素 MRS 需将来自一个大体素的信号细分为更小的体素以获取代谢信息的空间分布。将一个大体素分成多个较小体素可通过以下两种方式完成:基于射频的编码法与基于梯度的编码法。以后者应用最为广泛。以下作简要介绍:

1. 射频编码　射频编码的原理是利用射频脉冲反转较大体素中的一部分自旋,然后将反转前和反转后得到的信号进行相加或相减,并以此对信号进行的编码。最简单的情况为对一个体素进行两次采集。将体素容积分为两部分(A 部分与 B 部分),第一次采集整个体素容积的信号;在第二次采集中,施加一个反向射频脉冲使得容积的一部分(A 部分)被反向射频脉冲所反转,而另一部分(B 部分)则不受影响。这样,第一次采集包含了 A+B 信号的总和,而第二次采集由于使用了反转脉冲,采集的信号为(–A)+B。那么两次采集相减得到源自 A 部分的波谱;两次采集求和得到源自 B 部分的信号。更为复杂的情况见于对更多体素的采集。其扫描时间随拟采集的体素数目的增多而延长,因为所有体素都要进行编码。信号采集所需的最小数目等于拟重建的体素数目。理论上,射频编码能产生良好的定位和锐利的体素边缘,但是对多次扫描结果的相加或相减使得这种方法对患者的运动非常敏感,而且为了实现完全的 T_1 弛豫所需的 TR 也较长。另外,额外的反转脉冲增加了射频功率的沉积。

2. 梯度编码　梯度编码是以激励更大容积为基础,在信号读出之前或期间施加编码梯度场。随后,以各种不同的编码梯度进行多次采集,采集获得的信号可被组合或重建为各自独立的体素,重建大多采用傅里叶算法,其方法与 2D 或 3D MR 成像的相位编码类似。不同的是,MRSI 中的频率信息必须保持完整,不可用于空间编码。

(三)质量控制

具体请参照本节第五部分"磁共振波谱质控要点"。值得强调的是多体素磁共振波谱对磁场均匀性要求更高,一般要求磁场均匀性 <0.1ppm,或 <10Hz。

五、磁共振波谱质控要点

（一）波谱质量控制要点

波谱质量的评价指标包括信噪比、分辨率、无伪峰和基线的平坦度。多种因素均可影响到波谱的质量，包括磁场强度、射频线圈的性能、磁场均匀度、水抑制程度、感兴趣区外信号的抑制程度、定位技术的选择、扫描参数的设置等。

1. **磁场强度** 磁共振波谱的信噪比与主磁场强度 B_0 成正比。主磁场强度升高不仅有助于提高信噪比，同时，由于代谢物的共振频率也与 B_0 场的强度成正比，随着场强的增高，代谢物间共振频率的差异也随之增大（化学位移增大），这就减轻了相邻共振信号间的叠加，提高了波谱的频率分辨率，更有利于代谢物的检出。

2. **射频线圈的性能** 定域 MRS 要求射频线圈向靶区提供均匀的射频场并以最大的灵敏度来检测信号。在众多的线圈设计中，容积线圈能提供均匀的射频磁场，在用作接收器时也可在整个视野中提供均匀的灵敏度。但是，大视野成像的容积线圈也会对整个样品的噪声比较敏感。表面线圈具有非常局限的视野，比容积线圈具有更高的发射效率和灵敏度，但是其产生的射频场高度不均匀。为结合上述两种线圈的优点并避免其不足，临床上提供了 2 种线圈方案：一是使用表面线圈作为发射器和接收器，在较小的感兴趣容积上提供高发射效率和高灵敏度。但是需要使用绝热射频脉冲，其可在不均匀 B_1 磁场下产生均匀激励。二是使用容积发射线圈提供均匀激励，并联合使用表面接受线圈以得到高信噪比。

3. **磁场均匀度** MRS 的基本原理是利用同一种原子核在不同化学分子中共振频率的差异对化学物质进行检测。这种差异非常小，要保证有效的检出这种差异，首先必须保证主磁场 B_0 的均匀性。主磁场的不均匀会造成质子失相位加快，自由感应信号衰减加快，经傅里叶变换后表现为谱线增宽。因此波峰的宽度能够反映磁场的均匀性。判断磁场是否均匀可看共振峰的半高宽（full width at half maximum，FWHM），即某一共振峰在 1/2 振幅水平的频率跨度（图 3-4-4）。半高宽越小，磁场均匀度越好，谱线的频率分辨率也就越好。为了保证磁场均匀度，进行 MRS 成像前必须进行匀场。匀场有手动匀场和自动匀场两种方式。目前各主要磁共振设备制造商在其设备中均提供配套的匀场软件包，可以自动完成匀场过程。一般情况下要求 FWHM ≤ 30Hz。

4. **水抑制** 人体内水的含量非常丰富，约占体重的 2/3，一个水分子中含有两个 ^1H，所产生的信号非常强。体内水的信号强度大约是其他代谢物信号强度的 1 000~1 000 000 倍，在代谢物信号采集时，99.9% 来自于水（共振峰在 4.65ppm 处）的信号都是不需要的，它们会影响代谢物信号的检测（图 3-4-5）。为了避免这些化学物质的信号被水的信号"湮没"，就必须采用水抑制技术以削弱水的信号。目前最常用水抑制的方法是提前施加具有一定带宽的频率选择性（chemical shift selective suppression，CHESS）脉冲进行预饱和。水抑制的程度一般要达到 95% 以上，才能获得质量较好的波谱（图 3-4-6）。

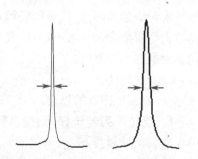

图 3-4-4 共振峰半高宽示意图

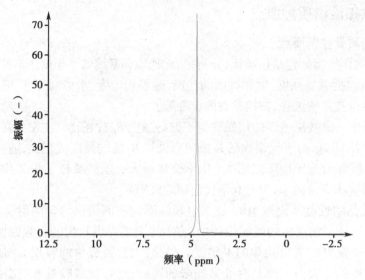

图 3-4-5　无水抑制的波谱

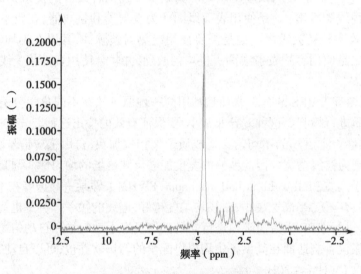

图 3-4-6　有水抑制的波谱

5. 感兴趣区（VOI）的设置　VOI 的设置可以是单体素或多体素。VOI 的大小直接影响波谱曲线的准确性,过小信号相对较低,过大容易受周围组织的干扰,产生部分容积效应。具体大小应依据病变大小而定,典型的单体素大小多为 20mm×20mm×20mm。VOI 的定位需要根据波谱检查目的来设定,定位时应注意避开血管、血液成分、脑脊液、空气、脂肪、坏死区、金属、钙化区、骨骼及颅内含气窦道等。因为这些区域易产生磁敏感伪影,降低分辨率和敏感性,掩盖代谢物的检出。

6. 定位序列的选择、扫描参数的设置　采集次数增加、体素变大、TR 延长、TE 缩短,都可使波谱质量提高、信噪比增加。采集次数增加,信号通过累加而增强,噪声被平均而分散。采集次数增加 n 次,信噪比增加 n/2 倍。TR 延长,更多的磁化矢量能够得到弛豫而恢复到平衡位置,如果 TR 刚好为代谢物的纵向弛豫时间,那么每次激励后的信号最强。实践证明,TR 取 1.5 秒比较合适。不同的 TE 设置对代谢物的检出也有影响,TE 较长时,由横向弛豫引起的信号丢失较多，MRS可检测到的代谢物种类就较少，主要为NAA、Cr、Cho；TE较短时，由横向弛豫引起的信号丢失较少，MRS可检测到的代谢物种类也增多，除上述物质外，还包括肌醇、谷氨酸盐等。但TE较短时，由于某些大分子物质会产生一些宽阔平坦的共振信号，从而引起基线的波动；而采用较长的TE则可以有效避免基线变形。

7. 其他 如施加空间饱和带。空间饱和带可以施加在VOI周围任意方向，可抑制由周围组织成分造成的信号沾染，但它也可能对ROI内部信号产生一定程度的抑制。因此，在设置饱和带时，ROI与饱和带之间应留出一定的间隙。

（二）波谱质量控制较差的常见表现形式及其引起原因

波谱质量控制较差的常见表现形式有：①代谢物谱峰的线宽过宽；②波谱的噪声较大，波谱曲线的基线呈明显的锯齿状；③受水及其他物质的污染，波谱曲线的基线呈现左高右低的倾斜状，有时会累及胆碱及肌酸的尖峰；④整个波谱曲线呈现杂乱无章的锯齿状线，没有任何化学物质的尖峰。常见引起原因为：①扫描定位不准确或是患者在定位后移动，导致感兴趣区受头皮脂肪、颅骨等成分沾染；②磁场的均匀性较差；③射频中心频率发生漂移。

六、波谱编辑与二维磁共振波谱

在高磁场强度下（如7T），磁共振波谱可检测多达15种代谢物。谱线主要为来自NAA、Cr和Cho的单共振峰。这些单共振峰在任何磁场强度下都可被轻易地检测到，但在较低磁场中，来自其他代谢物的共振峰如Glu、Gln和GABA由于谱线重叠而不能轻易地被检测和定量。因此，就需要某些形式的谱线处理或编辑使之得以分离。

（一）波谱的编辑

广义上，波谱编辑可被描述为利用磁共振或其他物理特性的差异使重叠的共振峰分离的任何技术，包括利用T_1/T_2弛豫、扩散或化学交换的差异来实现分离的技术。狭义的波谱编辑是指利用自旋耦合来实现波谱简化的一种技术。

为了更好地理解自旋耦合，以乙醇分子中的质子和^{13}C核的相互作用为例：对于质子，存在着两种截然不同的状态，当被自旋耦合的^{13}C核的磁矩平行或反平行于外部磁场时，质子感受到的状态不同，其通过在^1H–^{13}C共价键中的电子自旋表达出来，结果是质子的能量水平发生改变，导致两种频率的共振峰，其间隔为耦合常数J。同样的情况出现在^{13}C核，由于其感受到质子的两种不同取向，也在稍有差异的频率下分裂成两个共振峰。当两个以上原子核（如乙醇（CH_3–CH_2–OH）中的亚甲基或甲基）参与时，共振峰则分裂成1个二项式模型。例如，甲基中来自^{13}C核的信号被第一个质子分裂成2个共振峰。每个共振峰再由于第二个质子发生一次分裂，又由于第三个质子发生再次分裂，最后出现4个共振峰，其相对强度为1:3:3:1。与此类似，亚甲基中的^{13}C核被分裂成3个共振峰，其相对强度为1:2:1。质子只感受到1个单一的^{13}C核，因此只发生1次分裂成为1个相对强度为1:1的双重峰。需要注意的是这些分裂规则只在弱耦合时有效，此时共振峰之间的频率差异远远大于耦合常数。所有异核自旋耦合均为弱耦合，而大多数同核自旋耦合为强耦合。

图3-4-7A中3个^1H共振峰分别表示羟基，亚甲基和甲基，它们在共振谱线下面积的比例为1:2:3，与3种原子基团的比例对应。图3-4-7B示谱线分辨率改善，能够观察到共振峰的分裂（自旋耦合），甲基基团分裂为4部分，信号强度比例为1:3:3:1，亚甲基基团分裂成3部分，信号强度比例为1:2:1。

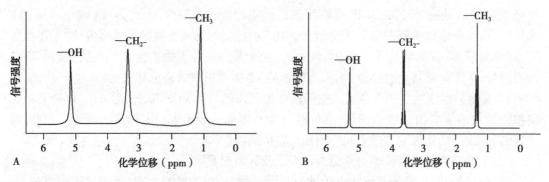

图 3-4-7　乙醇分子（CH_3-CH_2-OH）的质子波谱图

（二）二维磁共振波谱

二维磁共振（2D NMR）波谱可视为波谱编辑的一种概括。它是利用多脉冲序列对核自旋系统进行激发,在多脉冲序列作用下的核自旋系统得到两个独立的时间变量的信号 $S(T_1, T_2)$,再经过两次傅里叶变换,最后得到 2D NMR 信号。其与一维谱的区别在于:一维谱是一个频率的函数 $S(\omega)$,化学位移与耦合常数分布在一条频率轴上。二维谱是两个独立频率变量的函数 $S(\omega_1, \omega_2)$,化学位移与耦合常数分布在两个频率轴组成的平面上。磁共振波谱由一维谱扩展到二维谱,降低了谱线的重叠及拥挤程度,并提供了核自旋之间相互关系的新信息,因而增加了结构信息,有利于复杂图谱的解析,对分析诸如生物大分子等复杂体系特别有用。

1. 二维磁共振波谱的形成　2D NMR 可以由三类不同的实验获得,包括频率域实验、混合时域实验及时域实验。其中时域实验是获得 2D NMR 的主要方法,一般的 2D NMR 均指这种时域实验。它通过两个独立的时间变量进行一系列实验,得到 $S(T_1, T_2)$,经过两次傅里叶变换得到二维谱 $S(\omega_1, \omega_2)$,根据时间轴信息又可将其分割成 3 个或 4 个不同时期,即:预备期、演化期、混合期和检测期。

（1）预备期（t_0）:是一个较长的时期,通常由较长的延迟时间和激发脉冲组成,目的是使自旋体系能恢复到平衡状态。

（2）演化期（T_1）:在此期间自旋体系处于非平衡状态,核自旋可以自由演化。通过改变 T_1 对横向磁化矢量进行频率或相位标识,以便在检测期检测信号。

（3）混合期（T_m）:由一组固定长度的脉冲和延迟时间组成,在此期间通过相干或极化的传递,建立信号检测的条件。混合期并不是必不可少的,它视 2D NMR 谱的种类而定。

（4）检测期（T_2）:在此期间检测作为 T_2 函数的各种横向磁化矢量的 FID 信号,它的初始相位及幅度受到 T_1 的调制。

实验过程:用固定时间增量 ΔT_1 依次递增 T_1 进行系列实验,反复叠加,因 T_2 时间检测的信号 $S(T_2)$ 的振幅及相位受到 $S(T_1)$ 的调制,因此接收的信号不仅与 T_2 有关,还与 T_1 有关。每改变一次 T_1,记录一次 $S(T_2)$,因此得到一系列分别以时间变量 T_1、T_2 为行列排列的数据矩阵。在检测期间获得一组 FID 信号,组成二维时间信号 $S(T_1, T_2)$。因 T_1、T_2 是两个独立的时间变量,对其做傅里叶变换就可得到两个独立的频率变量函数 $S(\omega_1, \omega_2)$。

2. 二维磁共振波谱的表现形式　2D NMR 波谱的表现形式有 2 种:堆积图与等高线图。一般 2D NMR 波谱都用等高线图的形式表示。

（1）堆积图:是一种准三维立体图,两个频率变量表示二维,信号强度为第三维。堆积图的优点是直观,有立体感;缺点是难以确定吸收峰的频率,复杂谱图中大峰还可能覆盖后方的小峰,而且耗时较长。因此一般较少使用。

(2)等高线图:类似于等高线地图,它是把堆积图用平行于 F_1 和 F_2 轴的平面进行平切后所得。这种图的优点是易于找出峰的频率,获得频率定量数据;缺点是低强度的峰可能被漏画。一般 2D NMR 谱都用等高线图的形式表示。

3. 二维磁共振波谱的分类 2D NMR 波谱目前已达数百种,但适于活体应用的 2D NMR 波谱有限,大致可分为三大类:即二维 J- 分解谱(J-resolved NMR spectroscopy, JRES)、二维相关谱(correlation spectroscopy, COSY)与多量子相关谱(multiple quantum coherences, MQCs)。以下作简要介绍:

(1)二维 J- 分解谱:在演化期 T_1 和检测期 T_2 之间,若不存在混合期和混合脉冲,那么由于自旋体系在 T_1 和 T_2 期间受到的作用不同,获得的信息也不同。这种实验得到的二维谱称为二维 J- 分解谱,它把化学位移和自旋耦合的作用分离开来。二维 J- 分解谱可分为同核二维 J- 分解谱和异核二维 J- 分解谱两种。

(2)二维相关谱:在混合期,核的磁化之间有转移的二维谱称为二维相关谱。根据混合期相关转移作用的不同又可分为以下三种:

1)二维化学位移相关谱:核之间的磁化转移由 J 耦合作用传递,这种二维谱称为二维化学位移相关谱。它又可分为同核位移相关谱和异核位移相关谱。

2)二维 NOE 谱:核之间的磁化转移由不同核的纵向磁化之间的交叉弛豫(偶极相互作用)传递,这种二维相关谱称为二维 NOE 谱。二维 NOE 谱也分为异核 NOE 谱和同核NOE 谱。

3)二维化学交换谱:核之间的磁化转移由不同核的纵向磁化之间的化学交换传递,这种二维相关谱称为二维化学交换谱。

(3)多量子相干谱:随着多维 NMR 的发展,多量子相干技术显得越来越重要。通常所测定的磁共振谱线由单量子跃迁($\triangle m=\pm1$)产生,发生多量子跃迁时 $\triangle m$ 为大于 1 的整数。如果预备期不是建立单量子相干,而是建立多量子相干,这种实验得到的二维相关谱称为二维多量子相干谱。多量子 NMR 技术通过检测"禁阻"跃迁来简化复杂的一维和二维谱图,其在 MRS 和 MRI 中的应用发展迅速,已被广泛应用于多维高分辨 NMR 谱的谱图编辑和信号增强。这种技术不仅适用于像质子这种核自旋量子数 I=1/2 的自旋体系,也适用于其他核自旋量子数大于 1/2 的体系。

4. 常见二维磁共振谱的原理及解析

(1)二维化学位移相关谱

1)同核位移相关谱:同核位移相关谱是最重要、最常用的一类二维磁共振波谱。最常用的同核位移相关谱称为 COSY(correlatedspectroscopy)谱,COSY 谱一般指的是 ^{1}H-^{1}H COSY 谱。COSY 谱的轮廓为矩形或者正方形,最常见的为正方形。COSY 谱的横坐标(ω_2, F_2)和纵坐标(ω_1, F_1)方向的投影都是该化合物的氢谱,因此其横坐标和纵坐标都标注氢谱化学位移,图的上方及侧方一般有氢谱与之对应。COSY 谱图中有一对角线,其走向为左下到右上,对角线上有若干峰组,它们和氢谱的峰组完全对应,对角线上的峰组称为对角峰或自相关峰,它们没有提供相关信息。对角线外的峰组称为交叉峰或相关峰,每个相关峰都反映一组耦合信息。交叉峰沿对角线对称分布,因而只需分析对角线的一侧即可。选取任意一个相关峰作为出发点,通过它作一垂线,会与某对角峰及其上方氢谱中的某

81

一峰组相交,该峰组即是参与(对应这个相关峰)耦合的一个峰组,即它是构成该相关峰的一个峰组。通过所选定的相关峰作一水平线,会与某对角线上的另一峰相交,再通过该对角峰作一垂线,会与氢谱中的另一组峰相交,此峰组即是参与(对应这个相关峰)耦合的另外一个峰组。因此,通过 COSY 谱图中的任意一个相关峰,可以直接确定有关的一对峰组的耦合关系,不用分析氢谱中峰组的峰型。$^1H-^1H$ COSY 谱主要反映 2 个键或 3 个键的质子耦合关系。

COSY 谱中的对角线把 COSY 谱分为两部分,相关峰沿对角线对称分布(图 3-4-8),因此 COSY 谱中两个部分所含信息相同,只要分析其中的任一部分即可。

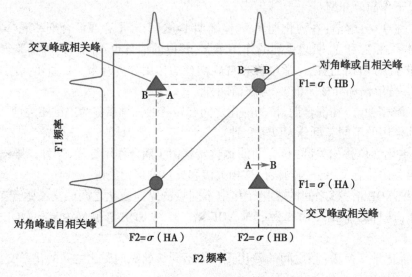

图 3-4-8　COSY 谱

2)异核位移相关谱:异核位移相关谱中最常见的是 ^{13}C 和 ^1H 之间的位移相关谱。它又分为直接相关谱和远程相关谱,前者是把直接相连的 ^{13}C 和 ^1H 关联起来,而后者是将相距两至三个化学键的 ^{13}C 和 ^1H 关联起来,有时甚至能跨越季碳、杂原子等,因此它提供的信息比直接相关谱多,对结构解析非常有用。$^1H-^{13}C$ COSY 谱一般呈矩形。水平方向标度为碳谱的化学位移,化合物的碳谱置于矩形的上方;垂直方向标度为氢谱的化学位移,化合物的氢谱置于矩形的左侧。矩形中出现的峰称为相关峰或交叉峰。每个相关峰把直接相连的碳与氢的谱线关联起来。季碳原子因其上不连氢核而没有相关峰。如果一个碳原子上连有两个化学位移值不等的氢核,则该碳谱线对应两个相关峰,而且这样的碳一定是 –CH_2–。一般情况下,由 $^1H-^{13}C$ COSY 结合氢谱的积分值即可确定碳原子的种类(–CH_3,–CH_2,–CH)。

(2)二维 NOE 谱:由于磁性核具有磁矩,在一定的距离内,磁矩(偶极)会通过空间产生相互作用,这种作用称为偶极耦合。若对分子内空间距离很近的两核(<0.5nm)之一进行辐射,使之达到跃迁的饱和状态,此时由于偶极耦合,另一核的共振峰强度也将发生变化,即一核纵向磁化的变化导致另一相邻核的纵向磁化发生变化,这种效应即为 NOE 效应。

(3)二维化学交换谱:化学交换就是核之间互相交换位置。

七、波谱定量分析和波谱数据解读

（一）波谱的定量分析

临床波谱学的一个重要作用是其可以对代谢产物进行定量分析,其基本原理是利用谱峰的高度和宽度计算峰下面积,而峰下的面积与所测代谢物的含量成正比。

波谱的定量可分为绝对定量与相对定量。绝对定量是以内源性水或具有标准浓度的外源性物质作为参照物来计算代谢物的浓度,用其峰下面积来校正代谢物的峰下面积,计算出代谢物含量的绝对值;相对定量是以代谢物峰下面积的比值表示,其中肌酸（Cr）含量被认为相对稳定而常被用作比较标准,用以计算代谢物/肌酸比值,如 NAA/Cr、Cho/Cr 等。这种方法虽然简单,但其结果常不确定,并且越来越多的研究表明在某些疾病中 Cr 含量也会发生改变[1,2]。因此在解释两种代谢物信号强度比值变化时要注意,有可能是其中的一种代谢物浓度升高,或是另一种代谢物浓度的降低,也可能是两种代谢物浓度均发生了改变。另外,有一些微弱的变化运用比值的方法也不易检出。因此,绝对定量对评价某一代谢物浓度是否发生改变更为精确。

波谱的绝对定量分析涉及谱峰强度的测量,然后将测得的谱峰强度转换为代谢物浓度估算值。具体思想是通过对比一个参照峰（已知浓度的化合物）的谱峰强度与预测量代谢物的谱峰强度,来获得预测量代谢物浓度的估算值。因此,测定某一代谢物浓度需涉及两个概念:谱峰强度的测量与参照物的选择。测定谱峰强度的方法有很多,常见的有 3 种,包括谱峰积分、谱峰拟合和基谱拟合。参照物的选择也有很多种,包括内部代谢物参照法、内部水参照法、外部参照法、体模替换法及电信号参照法。其中,内部水参照法最为常用。内部水参照法中获得的组织水信号与代谢物信号来自同一 VOI 区域,具体实现方法是通过使用与采集代谢物波谱相同的 MRS 定位序列来实现的,只是将水抑制脉冲关闭。由于水峰具有很高的信噪比,所以只需要极少的信号平均次数,这意味着采集代谢物信号（有水抑制）与采集水信号几乎是在同一时间用基本相同的参数完成的因此避免了磁场不均、化学物质弛豫常数的差异等带来的偏倚。但是由于对组织水含量的估计是基于以往的经验（约为 35mmol/kg wet weight）,因此如果体内组织水含量发生变化,就可能引起代谢物浓度的估算值发生偏差。

目前,可供实验者选择的波谱定量分析软件包有多种,包括 SAGE 软件包,MRUI 软件包,LCModel 软件包等。其中以 LCModel 最为常用,其为活体 MRS 分析中最常用的波谱拟合工具,具有自动化程度高、无需用户干预的特点。LCModel 可对数据进行自动相位校正和基线校正,并直接输出代谢物的含量。LCModel 建立了一个高分辨率的基准波谱,自动拟合谱线,得到的代谢物浓度近似于极大似然值,还可显示复杂 J 耦合重叠峰,用它拟合的谱线信噪比较高、线宽较窄。对于脑内的氢谱,LCModel 的基准波谱里包括所有主要代谢物的谱线,还包括 GABA、谷氨酰胺等含量较低代谢物的谱线。相比于其他 MRS 定量分析软件包,LCModel 具有以下几个特点:

1. 在频率域上执行拟合。

2. 使用一个近似无模型的线性函数,使用数据本身来估算其形状。

3. 为避免对基线的低度拟合或过度拟合,LCModel 使用一个近似无模型的基线,试图找到与数据一致的最平滑函数。在数据分析前无需去除残余水信号,残余水信号的尾部被列为无模型基线的一部分。

4. 以组织水为参照物,利用已有的基础数据集,LCModel 可以直接计算代谢物浓度。常用于 MRS 脉冲序列的代谢物基础数据集也可由用户生成。

5. 为涡流伪影、输入数据的整体频率和相位偏移,以及各个基谱的小频率偏移提供内置校正。

值得注意的是,波谱后处理方式多种多样,由不同的后处理软件包处理所得结果不尽相同。因此,不同方法处理所得的数据不具可比性,不能直接进行比较。在进行 MRS 研究前应明确波谱后处理所选择的软件、方法及步骤,一经确定便不能随意更改。

（二）MRS 常见代谢物及其临床意义

1. **氮－乙酰天门冬氨酸（NAA）**　波峰位于 2.02ppm 处,为正常脑波谱第一高峰。主要位于成熟神经元内,常作为神经元的标记物。

NAA↓:多见于神经元损害疾病,如肿瘤、缺血、创伤、感染等,脑外肿瘤无 NAA 峰;

NAA↑:少见,如 Cavana 病、发育中的儿童等。

2. **肌酸（Cr/PCr）**　波峰位于 3.0ppm、4.1ppm 附近,为正常脑波谱的第二高峰。由肌酸、磷酸肌酸共同组成,是脑细胞能量代谢的标志物,在低代谢状态下增加,高代谢状态下减低,一般较稳定,常作为其他代谢物信号强度的参照物。

Cr/PC↑:见于创伤、高渗状态;

Cr/PCr↓:见于缺氧、卒中、肿瘤等。

3. **胆碱（Cho）**　波峰位于 3.2ppm 处,为正常脑波谱的第三高峰。由磷酸胆碱、磷酸甘油胆碱、甘油磷脂酰胆碱组成,反映脑内的总胆碱量,是细胞膜磷脂代谢的成分之一,为细胞膜转换的标记物,反映了细胞膜的转运和细胞的增殖。

Cho↑:见于肿瘤、急性脱髓鞘疾病、慢性炎症、慢性缺氧等;

Cho↓:见于脑卒中、肝性脑病。

4. **肌醇（ml）**　波峰位于 3.56ppm、4.06ppm 处,为胶质细胞的标记物,是最重要的渗透压或细胞容积调节剂。

mI↑:提示胶质增生及髓鞘化不良,见于新生儿、低级别胶质瘤;

mI↓:见于慢性肝病、恶性肿瘤。

5. **乳酸（Lac）**　位于 1.33~1.35ppm 处,为双峰,偶联常数为 7.35Hz,双峰间距 0.12ppm。正常情况下检测不到 Lac 峰。此峰出现说明细胞内有氧呼吸被抑制,无氧糖酵解过程增加。TE=144ms 时,乳酸峰反转至基线下。出现 Lac 峰:见于脑肿瘤、脓肿、囊肿、梗死及炎症、代谢性脑病（如线粒体脑肌病）等。脑肿瘤中,Lac 峰出现提示肿瘤恶性程度较高。

6. **脂质（Lip）**　波峰位于 0.8~1.33ppm 之间,共振频率与 Lac 相似,可以遮蔽 Lac 峰。

Lip↑:提示组织坏死,见于肿瘤、炎症、急性脑卒中、多发性硬化急性期。头皮脂肪污染也可引起脂峰升高。

7. **谷氨酸（Glu）、谷氨酰胺（Gln）**　波峰位于 2.1~2.55ppm,3.4~3.7ppm 处。谷氨酸是脑内的一种兴奋性神经递质,谷氨酰胺参与神经递质的灭活与调节。

Glx（Glu 和 Gln 复合物）↑:见于肝性脑病、缺氧性脑病。

8. **丙氨酸（Ala）**　位于 1.3~1.44ppm 处,常被 Lac 峰和 Lip 峰所遮蔽,其功能尚不肯定。

Ala↑:见于脑膜瘤、脑囊虫。

9. **γ－氨基丁酸（GABA）**　是脑内重要的抑制性神经递质,其在脑内含量很低,且共振光谱与 Glx 接近,故常规 MRS 检查测定其浓度比较困难。目前较为流行的做法是采用 J 调制差分技术及 MEGA-PRESS 编辑技术来检测脑内 GABA 浓度。

（三）MRS 在临床中的应用

作为目前唯一能无创性评估活体组织代谢及生化改变、提供病灶组织成分信息的手段，MRS 在临床上已得到广泛应用，其应用范围已涉及中枢神经系统、肝脏、肌肉、乳腺、前列腺等部位，其中尤以在中枢神经系统中应用最为广泛、成熟。以下将对 MRS 在中枢神经系统中的应用作简要介绍：

1. 颅内肿瘤的鉴别诊断

（1）胶质瘤：胶质瘤在 MRS 上典型表现为 NAA 峰显著降低，Cr 减低和 Cho 增高。NAA 减少提示神经元受侵或被肿瘤细胞取代，导致神经元数目减少或功能受损。Cr 降低可能与能量代谢发生变化有关。Cho 升高提示细胞膜合成加速、细胞密度增高。此外，在较高级别的胶质瘤中常可以看到 Lac 峰和 Lip 峰。Lac 峰增高反映肿瘤代谢旺盛，需要通过无氧酵解提供能量。Lip 峰增高意味着肿瘤内部出现坏死，但这种坏死不一定能在 MRI 上显示出来[3]。

（2）脑膜瘤：脑膜瘤典型 MRS 表现为 Cho 峰显著升高，Cr 峰降低，NAA 峰缺如，并可发现 Ala 峰（图 3-4-9）。Cho 峰增高提示细胞增殖旺盛，这与多数脑膜瘤在 MRI 呈现血供丰富、强化明显相一致。NAA 峰的缺如也与脑膜瘤为脑膜起源肿瘤、不含正常的神经元细胞的病理基础相一致。然而在某些病例中，在 NAA 的频率位置出现了共振峰，原因可能是由于脑膜瘤紧密毗邻脑组织所致的容积效应，或者不典型脑膜瘤侵犯了邻近脑组织。Ala 来自于糖酵解过程，为丙酮酸盐伴随物，其增高可能与糖酵解加强有关。Ala 常被认为是脑膜瘤的标志物，常将其作为与其他肿瘤相鉴别的依据之一。

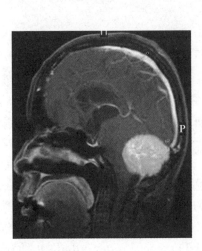
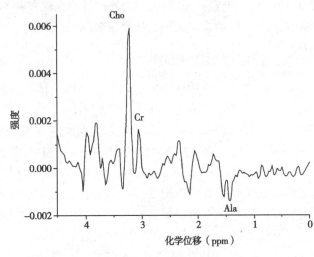

图 3-4-9　脑膜瘤 MRS 表现

（3）神经鞘瘤：神经鞘瘤典型 MRS 表现也是 Cho 峰明显升高，Cr 峰降低，并可出现 Ins 峰。Kinoshita 等人对神经鞘瘤的提取组织进行了离体波谱分析，发现 Ins 的含量明显高于其他颅内肿瘤，尽管神经鞘瘤中 Ins 升高的机制不明，但 Ins 的出现有助于神经鞘瘤的识别[4]。

（4）转移瘤：与多数原发脑肿瘤相似，脑转移瘤 MRS 表现为 NAA 峰减低或缺如及 Cr 峰减低，Cho 峰升高。理论上转移瘤中不应出现 NAA 峰，而实际临床 MRS 扫描中常发现

NAA 峰,这可能与转移瘤通常较小,而设置的 VOI 体素相对较大,而由其所致的容积效应有关。两者最大的区别是原发肿瘤常有较高的 Cho 峰,而转移瘤的 Cho 峰不一定高,但常有高耸的 Lac 峰和 Lip 峰。

2. 鉴别肿瘤与感染性疾病　脑肿瘤 MRS 的共同特点是 NAA 峰降低或缺如、Cr 峰降低、Cho 峰升高,并可能出现 Lac 峰和 Lip 峰。而在感染性疾病中,一般无 Cho 峰升高,亦常缺乏 NAA 峰与 Cr 峰。

3. 良恶性肿瘤的分级诊断　Cho 的绝对浓度、Cho/Cr 及 Cho/NAA 比值升高多提示较高级别的肿瘤。一般认为,Cho/Cr 比值的升高程度与肿瘤的恶性程度呈正相关,NAA/Cho 比值的降低与肿瘤的恶性程度呈负相关。Lac 峰和 Lip 峰的出现,常提示较高级别的肿瘤;但在低级别胶质瘤中也能发现 Lac 峰,Lac 峰的出现可能与肿瘤细胞获取能量的方式发生改变(从有氧呼吸变为无氧糖酵解)有关。Lip 峰升高,表明肿瘤生长旺盛,血供不足,从而导致局部坏死,但这种坏死在 MRI 上不一定能显示出来。但在脑膜瘤中 Lip 峰的出现不一定提示恶性脑膜瘤。

4. 鉴别肿瘤复发与放射性脑损伤　在磁共振成像上,肿瘤复发与放射性脑损伤均可表现为水肿信号,并在增强扫描时出现强化,因此难于鉴别。而 MRS 在这方面具有明显优势。复发肿瘤 MRS 常表现为典型的肿瘤波谱模式,及 Cho 峰升高,Cho/NAA 倒置等。而放射性脑损伤 MRS 常表现正常代谢物(包括 NAA、Cho、Cr)峰的整体下降,同时伴有大量的脂质(图 3-4-10);在放射剂量较大导致脑组织坏死程度较重时,则几乎检测不到任何代谢产物,波谱呈一平坦曲线。

5. 其他　如癫痫、多发性硬化、代谢性脑病、缺血缺氧性脑病、精神障碍等,如对颞叶癫痫的 MRS 研究中较为一致的发现为致痫灶所在侧颞叶 / 海马区 NAA 降低,NAA/Cr、NAA/Cho 降低,因此,MRS 成像可辅助临床确定致痫灶的侧别。

八、在精神影像中的应用

MRS 在精神障碍的研究中得到广泛应用。精神障碍患者脑大体结构通常表现正常,但其脑功能多存在着显著的改变。众多的 MRS 研究发现在精神障碍患者中存在着某些较为一致的神经化学物质异常。本节将重点介绍近年来的研究热点,包括精神分裂症、抑郁障碍、焦虑障碍、强迫障碍以及创伤后应激障碍的 MRS 研究结果。

前额皮层(prefrontal cortex,PFC)及前扣带回皮层(anterior cingulate cortex,ACC)被认为是情绪加工、认知、工作记忆、执行控制等功能相关的重要脑区,在精神障碍的发病中扮演着重要的角色。在神经精神障碍的功能成像研究中,PFC 与 ACC 已然成为精神影像领域众多研究中的热点。根据其结构和功能,PFC 又被分为腹内侧前额叶皮层(ventromedial prefrontal cortex,VMPFC)和背外侧前额叶皮层(dorsolateral prefrontal cortex,DLPFC)。除此之外,海马、杏仁体、丘脑及基底核等部位的生化异常在精神障碍的发病中也扮演着重要的角色。

目前关于精神障碍的 MRS 研究主要集中在对 NAA、Glu 及 GABA 异常改变的报道上。精神障碍患者脑大体结构通常表现正常,NAA 作为神经元的标记物,其含量的变化可以间接反映精神障碍患者潜在的神经元功能异常。Glu 是脑内最主要的兴奋性神经递质,其在大脑中分布广泛,尤以大脑皮层中含量最高,Gln 是 Glu 的存储形式,存在于神经胶质细胞中,Glu 与 Gln 的循环平衡在维持脑细胞的正常功能中起着至关重要的作用。MRS 谱线上 Glu

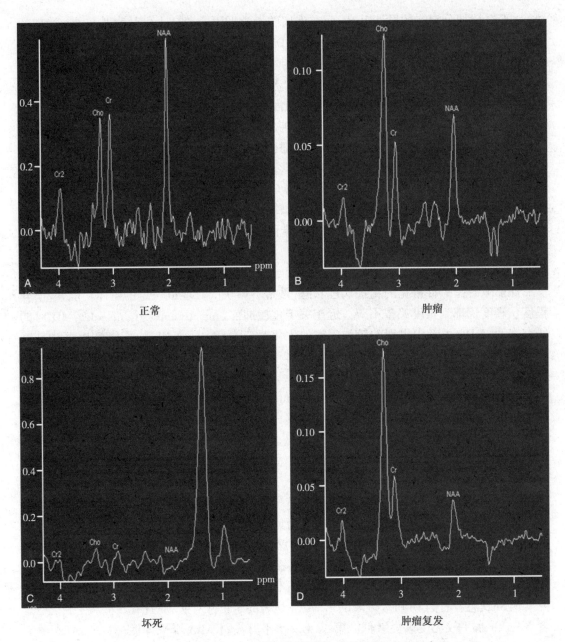

图 3-4-10　正常脑组织、肿瘤、复发肿瘤、放射性坏死 MRS 表现

与 Gln 波峰常常重叠,难以分辨,因此在 MRS 研究中常将两者作为一个整体(即 Glx)来描述。GABA 是皮层中主要的抑制性神经递质,其作用于所有的抑制性中间神经元,起到调节大脑皮层活动,从而影响认知处理过程的作用。

(一)精神分裂症

精神分裂症是一种常见的精神障碍,具有感知、思维、情感、意志和行为等多方面障碍,以精神活动与环境的不协调或脱离现实为特征,是最常见的认知功能障碍。关于精神分裂症的 MRS 研究也主要集中在对 NAA、Glu 及 GABA 异常改变的报道上[5-7],主要发现包括:第一,脑内多部位 NAA 浓度降低;第二,Glu 水平降低。针对 Glu 的 MRS 纵向研究表明,

Glu 水平在精神分裂症的早期升高，而在疾病的慢性期下降[7]。人们认为其与 Glu 受体的主要亚型 N- 甲基 -D- 天冬氨酸（N-methyl-D-aspartic acid, NMDA）的功能失常有关，即：GABA 能的中间神经元存在 NMDA 受体功能不足，从而使后续的谷氨酸能神经元受抑制不足而释放过多的谷氨酸，对突触后神经元产生兴奋性神经毒性，从而导致神经元的死亡，NAA 水平的降低也支持这一点。而在疾病的慢性阶段，神经元的缺失则导致了 Glu 水平的下降。第三，GABA 含量降低。研究表明精神分裂症患者 PFC、ACC 等脑区的 GABA 含量降低，并且其降低程度与疾病病程、认知及注意力降低等相关[8,9]。第四，其他代谢物的改变情况：①Cho 升高：Jessen 等人[10]在对精神分裂症易发人群进行随访时发现，最终转化为精神分裂症的患者的 Cho/Cr 明显高于（而 NAA/Cho 明显低于）未转化为精神分裂症患者，因此他们认为 Cho 水平的升高是疾病从前驱期转化为疾病状态的重要预测指标。O'Neill 等人[11]的研究发现患者的 Cho 绝对浓度在扣带回和尾状核头区域升高。②Cr 升高：O'Neill 等人[11]发现扣带回的 Cr 浓度增高。

（二）抑郁障碍

抑郁障碍是一种常见的精神病理状态，是指不愉快的心境或一定的躯体功能紊乱，其程度从轻度忧郁到重度绝望不等。近年关于重症抑郁（major depressive disorder, MDD）的研究表明，MDD 患者中出现的较为一致的生化改变为：第一，NAA 水平无变化，其中前额叶 NAA 水平降低可作为区分精神分裂症和抑郁障碍的主要不同之处，对于非典型病例（如精神分裂症后抑郁和抑郁障碍）的鉴别具有一定价值。第二，Glu 和 Glx 水平降低。近期的一项 meta 分析结果表明 MDD 前扣带回内 Glu 和 Glx 水平较正常者显著下降，表明谷氨酸能递质系统的功能障碍参与了 MDD 发生发展[12]。第三，关于 GABA 的研究报道较少，但结果都倾向于表明 MDD 患者的 GABA 水平降低[13,14]。对未经治疗的 MDD 患者的 MRS 研究也发现抑郁障碍患者内侧前额叶皮层 GABA 浓度减低，且其降低程度与首次发病年龄呈负相关[14]。

（三）焦虑障碍

焦虑障碍（anxiety disorder, SAD），又称为焦虑性神经症，是以焦虑情绪体验为主要特征的一类神经症性障碍，可分为慢性焦虑，即广泛性焦虑（generalized anxiety）和急性焦虑，即惊恐发作（panic attack）两种形式。社交焦虑障碍（social anxiety disorder, SAD）是焦虑障碍中最常见的类型，但关于 SAD 的 MRS 研究并不多，主要发现如下：第一，Mathew 等人[15]研究发现 SAD 患者右侧 DLPFC 区域的 NAA/Cr 显著高于正常对照，而且有儿童期受虐史的患者 NAA/Cr 水平较无受虐史者低。第二，Glu 水平升高，GABA 水平降低；其中 GABA 具有抗焦虑的作用，GABA 浓度的变化在情绪调节中发挥重要作用。药理学的证据表明，在焦虑障碍患者体内存在着 GABA 能神经元及受体的功能异常。多种抗焦虑药物（如苯二氮䓬类、巴比妥类药物）都是通过增强 GABA 能神经传递功能和突触抑制效应，以及增强 GABA 与其受体相结合的作用来实现抗焦虑作用的。Glu 与 GABA 的异常表明谷氨酸能系统功能亢奋与 GABA 能系统功能受损同时参与了 SAD 的发生[16]。第三，另外有一些研究发现，在 SAD 患者的 DLPFC 的 Cr 浓度下降，提示该区域能量代谢可能存在异常[17]。

（四）创伤后应激障碍

创伤后应激障碍（posttraumatic stress disorder, PTSD）是指机体遭受创伤性事件后（如身受酷刑、恐怖活动受害者、被强奸、目睹他人惨死等）出现的长期持续的精神情绪障碍。我国是自然灾害多发的国家，比如 2008 年的汶川地震灾害后，有不少的幸存者在遭受财产损失和躯体伤害之外，还经历了巨大的心灵创伤，最终发展成为 PTSD，并因此影响他们此后的正常生活。在帮助他们抗震救灾、重建家园的同时，如何治愈他们的心灵创伤，是一个重要的课题。以往关于 PTSD 的研究揭示了一些有意义的变化，包括如下：第一，Schuff 等人[18]发现患者的右侧 ACC 区域的 NAA 绝对浓度降低，双侧海马的 NAA/Cr 降低。此外 Ham 等人[19]不仅证实患者的 ACC 和双侧海马 NAA 浓度降低，还发现 ACC 区的 NAA 水平与 PTSD 的再体验症状评分呈负相关。这些发现提示神经元的活性异常在 PTSD 中具有重要作用。第二，Seedat 等人[20]在 ACC 区未发现 NAA/Cr 的下降，但发现 Cho/Cr 升高，因此判断是胶质细胞而不是神经元的功能紊乱导致了 PTSD。第三，Villarreal 等人[21]发现左侧海马和枕叶白质的 Cr 降低。Schuff 等人[22]发现右侧海马的 Cr 降低。值得一提的是，PTSD 患者常出现双侧海马体积变小。

（五）强迫障碍

强迫障碍（Obsessive-compulsive disorder, OCD）是以无法控制的强迫观念和 / 或强迫行为为主要表现的神经症性精神障碍。以往关于 OCD 的 MRS 研究发现主要如下：第一，脑内多部位 NAA 水平降低，并且某些部位（如 ACC、丘脑）NAA 的浓度水平与 OCD 的严重程度呈负相关[23]。第二，Rosenbeg 等人[24,25]发现初诊 OCD 儿童患者尾状核 Glx 浓度增高，而 ACC 区 Glx 浓度降低，并且尾状核区 G1x 浓度与强迫障碍严重程度呈正相关；Yncel 等人[26]的研究也发现女性 OCD 患者 ACC 区 Glx 浓度降低。第三，GABA 降低。目前关于强迫障碍 GABA 的研究较少。Simpson 等人[27]发现强迫障碍患者的内侧前额叶区域 GABA/Water 比值较对照显著减低，且 GABA/Water 比值与发病年龄呈负相关。

（月　强　谭乔月）

● **参考文献** >>>

1. Isobe T, Matsumura A, Anno I, et al. Quantification of cerebral metabolites in glioma patients with proton MR spectroscopy using T2 relaxation time correction. Magnetic resonance imaging, 2002, 20（4）: 343-349.

2. Gruber S, Frey R, Mlynarik V, et al. Quantification of metabolic differences in the frontal brain of depressive patients and controls obtained by ^{1}H-MRS at 3 Tesla. Invest Radiol, 2003, 38（7）: 403-408.

3. Ishimaru H, Morikawa M, Iwanaga S, et al. Differentiation between high-grade glioma and metastatic brain tumor using single-voxelproton MR spectroscopy. Eur Radiol, 2001, 11（9）: 1784-1791.

4. Kinoshita Y, Yokota A. Absolute concentrations of metabolites in human brain tumors using in vitro proton magnetic resonance spectroscopy. NMR in biomedicine, 1997, 10（1）: 2-12.

5. Abbott C, Bustillo J. What have we learned from proton magnetic resonance spectroscopy about schizophrenia? A critical update. Curr Opin Psychiatry, 2006, 19（2）: 135-139.

6. Marsman A, Mp VDH, Klomp DW, et al. Glutamate in schizophrenia: a focused review and meta-analysis of［1］H-MRS studies. Schizophrenia Bulletin, 2013, 39（1）: 120-129.

7. Port J, Agarwal N. MR spectroscopy in schizophrenia. J Magn Reson Imaging, 2011, 34（6）: 1251-1261.

8. Rowland LM, Kimberly K, Jeffrey W, et al. In vivo measurements of glutamate, GABA, and NAAG in schizophrenia. Schizophr Bull, 2013, 39（5）: 1096-1104.

9. Marsman A, Mandl R, Klomp D, et al. GABA and glutamate in schizophrenia: A 7T 1H-MRS study.

Neuroimage Clinical, 2014, 6: 398–407.

10. Jessen F, Scherk H, Traber F, et al. Proton magnetic resonance spectroscopy in subjects at risk for schizophrenia. Schizophr Res, 2006, 87 (1–3): 81–88.

11. O'Neill J, Levitt J, Caplan R, et al. 1H MRSI evidence of metabolic abnormalities inchildhood–onset schizophrenia. Neuroimage, 2004, 21 (4): 1781–1789.

12. Luykx JJ, Laban KG, Heuvel MPVD, et al. Region and state specific glutamate downregulation in major depressive disorder: A meta–analysis of 1 H–MRS findings. Neuroscience & Biobehavioral Reviews, 2012, 36 (1): 198–205.

13. Pehrson AL, Sanchez C. Altered γ–aminobutyric acid neurotransmission in major depressive disorder: a critical review of the supporting evidence and the influence of serotonergic antidepressants. Drug Design Development & Therapy, 2015, 9 (default): 603–624.

14. Hasler G, Veen JWVD, Tumonis T, et al. Reduced Prefrontal Glutamate/Glutamine and γ–Aminobutyric Acid Levels in Major Depression Determined Using Proton Magnetic Resonance Spectroscopy. Archives of General Psychiatry, 2007, 64 (2): 193.

15. Mathew SJ, Mao X, Coplan JD, et al. Dorsolateral prefrontal cortical pathology in generalized anxiety disorder: a proton magnetic resonance spectroscopic imaging study. Am J Psychiatry, 2004, 161 (6): 1119–1121.

16. Pollack MH, Jensen JE, Simon NM, et al. High–field MRS study of GABA, glutamate and glutamine in social anxiety disorder: Response to treatment with levetiracetam. Progress in Neuro–Psychopharmacology and Biological Psychiatry, 2008, 32 (3): 739–743.

17. Yue Q, Liu M, Nie X, et al. Quantitative 3.0T MR Spectroscopy Reveals Decreased Creatine Concentration in the Dorsolateral Prefrontal Cortex of Patients with Social Anxiety Disorder. PLoS One, 2012, 7 (10): e48105.

18. Schuff N, Neylan TC, Fox–Bosetti S, et al. Abnormal N–acetylaspartate in hippocampus and anterior cingulate in posttraumatic stress disorder. Psychiatry Res, 2008, 162 (2): 147–157.

19. Ham BJ, Chey J, Yoon SJ, et al. Decreased N–acetyl–aspartate levels in anterior cingulate and hippocampus in subjects with post–traumatic stress disorder: a proton magnetic resonance spectroscopy study. Eur J Neurosci, 2007, 25 (1): 324–329.

20. Seedat S, Videen JS, Kennedy CM, et al. Single voxel proton magnetic resonance spectroscopy in women with and without intimate partner violence–related posttraumatic stress disorder. Psychiatry Res, 2005, 139 (3): 249–258.

21. Villarreal G, Petropoulos H, Hamilton DA, et al. Proton magnetic resonance spectroscopy of the hippocampus and occipital white matter in PTSD: preliminary results. Can J Psychiatry, 2002, 47 (7): 666–670.

22. Schuff N, Neylan TC, Lenoci MA, et al. Decreased hippocampal N–acetylaspartate in the absence of atrophy in posttraumatic stress disorder. Biol Psychiatry, 2001, 50 (12): 952–959.

23. Ebert D, Speck O, König A, et al. 1 H–magnetic resonance spectroscopy in obsessive–compulsive disorder: evidence for neuronal loss in the cingulate gyrus and the right striatum. Psychiatry Research, 1997, 74 (3): 173.

24. Rosenberg DR, Macmaster FP, Keshavan MS, et al. Decrease in Caudate Glutamatergic Concentrations in Pediatric Obsessive–Compulsive Disorder Patients Taking Paroxetine. Journal of the American Academy of Child & Adolescent Psychiatry, 2000, 39 (9): 1096–1103.

25. Rosenberg DR, Mirza Y, Russell A, et al. Reduced Anterior Cingulate Glutamatergic Concentrations in Childhood OCD and Major Depression Versus Healthy Controls. Journal of the American Academy of Child & Adolescent Psychiatry, 2004, 43（9）: 1146-1153.

26. Murat Y, Wood SJ, R Mark W, et al. Anterior cingulate glutamate-glutamine levels predict symptom severity in women with obsessive-compulsive disorder. Australian & New Zealand Journal of Psychiatry, 2008, 42（6）: 467.

27. Simpson HB, Shungu DC, Bender J, et al. Investigation of Cortical Glutamate-Glutamine and γ-Aminobutyric Acid in Obsessive-Compulsive Disorder by Proton Magnetic Resonance Spectroscopy. Neuropsychopharmacology Official Publication of the American College of Neuropsychopharmacology, 2012, 37（12）: 2684-2692.

第五节　其他成像序列及应用

一、磁共振灌注成像

（一）动态磁敏感对比度成像

磁共振灌注成像中最常见的为动态磁敏感对比（dynamic susceptibility contrast, DSC）成像，其使用外源性示踪法，其基本原理是通过静脉团注顺磁性对比剂，在对比剂首次通过毛细血管床时，组织的磁化率发生变化引起局部磁场不均匀，T_1 和 T_2 值缩短，组织信号改变，此时用快速成像技术对兴趣区进行扫描获取图像。然后用相应的血流动力学参数进行定量的表达。DSC 灌注成像首先静脉团注钆螯合物，随后对感兴趣器官、组织快速获取一系列梯度回波或自旋回波图像。当钆螯合物首次通过局部循环时，它主要局限在血管内。由于钆基的顺磁性特征，团注钆基通过时在血管周围产生局部磁场扰动，T_2（T_2^*）失相位造成信号损失。通过测量随时间变化的信号强度，并且按照一定的数学模型拟合，就能够计算出各种灌注参数（如血容量，血流量，平均通过时间）。DSC 成像技术建立在对比剂只在血管内而不向血管外扩散的假设基础上，所得数据的准确度受血脑屏障完整性的影响。

动态磁敏感增强源于指标稀释法，需要监测快速团注非扩散性示踪剂后对比剂首次通过脑血管系统的信号变化。动态磁敏感增强 MRI 利用标准磁共振造影剂作为磁性示踪剂顺磁性的特点。这些造影剂有两个主要的作用，即在常规 MR 成像中缩短 T_1 弛豫时间，或磁化率效应，即缩短 T_2 弛豫时间的效应。T_1 对比效应通常要求对比剂和水质子相邻分子之间（偶极 - 偶极）相互作用，这种情况在血脑屏障（blood brain barrier, BBB）发生改变时就会发生。然而，即使造影剂在血管内停留时间较长时，磁化率效应（动态敏感增强磁共振成像的基础）也会超出完整的血脑屏障，影响范围更大。磁化率效应是由于顺磁性物质扰乱了磁场的均匀性。局部磁场不均匀性导致附近质子的信号的相干性损失，从而导致测量的磁共振信号的降低。因此，当顺磁性造影剂团注通过脉管系统时，其磁化率效应导致这些血管周围的瞬态磁场破坏，引起 T_2（自旋回波）或 T_2^*（梯度回波）加权图像上的信号强度降低。与给定区域中示踪剂的量成比例的瞬态信号的损失，在造影剂第一次通过期间便可以通过快速成像监测得到。

DSC 成像的评价参数主要有脑血容量（cerebral blood volume, CBV）、脑血流量（cerebral blood flow, CBF）和平均通过时间（mean transit time, MTT）、达峰时间（time to peak, TTP）。

动态对比增强磁共振成像则根据对比剂引起的信号强度变化与时间的关系,绘制时间 - 信号强度曲线,经工作站处理可得出反映血流动力学状态的各种灌注指标,如容量转移常数、速率常数、血管外细胞外间隙容积分数。

(二)动态对比增强成像

动态对比增强磁共振成像(dynamic contrast-enhanced, DCE-MRI)运用快速磁共振成像序列连续采集静脉注射对比剂前、中、后的图像,显示对比剂进入靶器官或组织血管,通过毛细血管床并最终被清除过程的信息,其信号增强的程度反映了靶器官或组织的物理及生理特性,包括组织灌注,毛细血管表面积、毛细血管通透性以及血管外 - 细胞外间隙等特性。DEC-MRI 可以多时相扫描,产生连续动态的图像,通过后处理技术能获得一系列半定量及定量参数,客观地反映病变的强化特征,对所显示区域的病理生理特性有着更为丰富全面的信息。从这种意义上来说,DCE-MRI 与其他功能成像技术一样,可以在显示病变的解剖结构之外识别其病理生理学特征。

DCE-MRI 是另一种外源性基于对比的方法,与 DSC 类似,DCE 也需要注射钆基造影剂。临床常用对比剂为小分子钆剂,是一种细胞外液对比剂。但是 DCE 利用钆螯合物的 T_1 缩短效应,在团注对比剂后,因为顺磁对比剂会造成 T_1 弛豫时间缩短,从而引起 DCE-MRI 的血流动力学信号增加。DCE-MRI 使用快速重复的 T_1 加权图像测量组织中顺磁性示踪剂随时间的变化。在该方法中,造影剂也是静脉内团注。细胞外造影剂通过毛细血管的组织灌注和渗透性及其表面积以确定的速率从血液扩散到组织,由造影剂引起的 T_1 弛豫率的缩短是组织增强的机制(所谓的 T_1 或基于弛豫的方法)。在此期间,钆造影剂在组织内的细胞外空间聚集,速度由灌注、毛细血管通透性和毛细血管表面积共同决定。这些图像数据可以直观地分析或半定量分析。应用房室模型可以得到量化结果,计算出多个生理参数,包括转移常数(Ktrans)、血浆体积分数(VP)和组织细胞外空间的体积分数(VE)。

(三)动脉自旋标记

1. 动脉自旋标记的原理 动脉自旋标记(arterial spin labeling, ASL)是一种无辐射、不依赖造影剂的基于血流灌注的成像技术,基本原理是通过标记动脉血中氢质子实现对灌注血流信号的采集及测量,可定量测量脑血流量(cerebral blood flow, CBF)等参数。MRI 对于流动质子自旋与静态组织质子自旋磁化程度的差异十分敏感。ASL 利用这一原理,以动脉血内水质子为内源性示踪剂并对其进行标记,被标记血液的自旋状态随之改变,待其流入成像层面,即对这种差异进行测量成像。当标记血液中质子进入细胞外间隙并与静态组织中质子进行交换后,组织的净磁化矢量与无标记质子的对照状态相比明显减小。当被标记血液流向成像平面后,标记血对组织进行灌注并经过磁共振采集所得的图像为标记像,而之前未经标记的血液对成像区进行灌注成像所得的图像称为控制像,将对照成像信息与标记成像信息相减,消除静态组织的信号,即得到灌注图像。由于所得灌注图像的信噪比低,因此需要多次重复采集。动脉自旋标记基于示踪剂可以从血管内向组织间隙自由扩散的理论假设,利用磁性标记的动脉血水质子流入成像层面和组织交换产生的信号降低进行成像,对标记前后的图像进行减影分析,可以得到 CBF 的定性、定量图。

ASL 需要采集两次数据,生成一对标记像及对照像。标记像与对照像中的静态组织信号无差别,差别在于流入的血流有无被反转。所谓标记过程即将反转脉冲施加于颈部进行标记,将流入动脉血液中水分子反转 180°,经过一定时间血液流入目标层面,由于被标记(反转)的血液与未被标记血液信号之间存在差别,将标记像与对照像进行剪影,静态组织信号被剪除后,仅显示标记血流和未被标记血流信号的差异。如此多次采集并进行平均,便得到了脑血流图,它反映了某一时刻灌流入脑组织的血流量及分布情况。

产生动脉自旋标记图像需要具备以下条件。第一,要有足够的标记效能。第二,静态组织如脑白质、灰质及脑脊液在两次成像时信号要相似。但实际工作中,由于存在磁化传递(magnetization transfer, MT)效应,射频脉冲在反转血液过程中同时会激励静态组织中的大分子物质,有可能将能量传递给脑静态组织从而产生信号差异。第三,在反转时间(inversion time, TI)或者标记后延迟(post labeling delay, PLD):被标记的血液经一段时间后到达毛细血管,此时即可进行图像采集,从标记到采集的时间间隔即为PLD时间,PLD时间内,须保证被反转的水分子信号未完全衰减,还能够与对照像产生信号差异(在TI或者PLD时间内,由于被反转的水分子会持续发生T_1纵向弛豫衰减,所以与未标记的正常血液及组织的信号差异会逐渐缩小。血液与组织中水分子的T_1弛豫时间一般为1~2秒,只有在这段时间内,即完全衰减之前到达的血液被剪影后才能产生ASL信号)。最后,产生的自旋标记信号不能过弱,要有足够的信号噪声比(标记血液所产生的信号差异只占脑组织信号强度的0.5%~1.5%,加上同时还存在标记衰减,容易导致ASL信号降低)。

所有的ASL技术,整个图像采集、处理过程一般都遵循下列步骤:

(1)反转脉冲标记动脉血质子。

(2)延迟一段时间后,被标记的动脉血质子流入感兴趣区所在层面采集图像,此时所采集的图像成为标记图像(tag image)。标记图像的信号强度依赖于成像层面内自身组织特点及流入动脉血标记质子数量。

(3)在成像参数相同的情况下,动脉血质子标记前获取同层面的图像,成为对照图像(control image)。

(4)对照图像和标记图像相减,得到灌注图像。根据采用的TI不同,可以显示自大动脉直至毛细血管水平的灌注情况。值得提出的是,由于血质子的标记是质子磁矩的反转,磁化矢量降低,使得标记图像信号强度下降。因此,两者相减的方向是对照图像减标记图像,而不是标记图像减对照图像。

(5)由于标记图像与对照图像之间的信号强度差异较小(约为静态组织信号的1%),因此需要进行多次采集信号,进行均衡处理。

2. 动脉自旋标记的分类　从上述过程不难看出,ASL技术实际上相当于一种减影技术,也类似于其他示踪技术。根据标记方法的不同,ASL的射频脉冲序列可以分为3种类型:连续式动脉自旋标记(continuous arterial spin labeling, CASL)、伪连续式动脉自旋标记(pseudo-continuous arterial spin labeling, PCASL)和脉冲式动脉自旋标记(pulsed arterial spin labeling, PASL)。CASL信噪比高,但功率沉积也较高,尤其是在高场强条件下,其功率沉积问题尤为严重;PASL虽然功率沉积小、标记效率高,但信噪比较低。PCASL综合拥有CASL的高信噪比和PASL的高标记效率,因此临床应用较多。准连续性动脉自旋标记技术(pCASL)是一种新兴的动脉自旋标记脑灌注成像技术(ASL):一方面,它克服了连续性动脉自旋标记技术(CASL)需要独立发射线圈的硬件限制;另一方面,也避免了脉冲式动脉自旋标记技术(PASL)带来的标记效率低的影响。

(1)CASL技术:CASL使用的是较长的连续射频脉冲,结合层面选择梯度场来标记血液中的水分子,脉冲施加于成像层面下方较窄平面。CASL利用流驱动绝热反转(flow-driven adiabatic inversion)技术,可对垂直流入的动脉血液中的水分子进行标记。由于其使用了连续的脉冲，导致射频能量大，磁化传递效应明显。为了消除磁化传递效应，采用了诸多手段。采集对照像时，在成像层面的远心端与标记平面等距位置施加一个大小相同、方向相反的脉冲，以产生相似的磁化饱和效果。由于这个标记脉冲与空间梯度脉冲同时施加，独立于空间层面，只能进行单层面采集。类似地，有学者提出近端远端同时施加脉冲技术（simultaneously proximal and distal RF irradiation, SPDI），在进行标记像采集时，在采集容积的近端及远端同时施加同样的射频脉冲，以此来消除磁化传递效应，但是这种方法导致双倍的射频能量沉积，使比吸收率（specific absorption ratio, SAR）值明显升高。在多层面采集中，Alsop 和 Detre 提出在进行对照像采集时设置 2 个接近标记平面的反转平面，给予正弦波形双绝热反转脉冲，血液在通过第 1 个平面时被反转，流经第 2 个平面后又恢复到初始状态，而与标记像相似的空间磁化传递效应被保留。此外还可以使用 1 个独立发射线圈对血液进行反转，另外 1 个独立线圈进行信号接收，可以避免磁化传递效应的发生，而且减少射频能量沉积，但需要额外的硬件设备。CASL 的不足：该技术需要额外的硬件设备发射连续式射频脉冲，限制了它在常规仪器上的使用；该技术容易导致能量聚集，使得 SAR 值较高。CASL 的标记效能会受到流入血液流速及角度的影响。一般来说，标记平面选择在颈部血管垂直走行的区域，平均标记效能在 80%~95%，低于 PASL。标记平面的位置可以在 MRA 上进行选择。CASL 虽然使用的是连续式射频脉冲，但由于受到 T_1 弛豫时间的限制，其标记时间不能过长。ASL 信号会随着标记时间的延长而增加，但若超过血液 T_1 弛豫时间，ASL 信号反而会降低。推荐的标记时间为 1.5~2.0 秒。

（2）PASL 技术：PASL 使用 2~20ms 的短射频脉冲，对颈部 10~15cm 的范围进行容积标记，经过一定的延迟时间，对到达成像区域的标记血流进行采集。在 PASL 中，也存在一定的磁化传递效应。较早使用的是靶向射频平面回波成像（echo planar MR imaging and signal targeting radio frequency, EPISTAR）技术和近端反转控制偏共振效应（proximal inversion with a control for off-resonance effects, PICORE）技术。在采集对照像时，将反转脉冲施加在成像层面的远心端，从而抵消磁化传递效应。流动敏感交替反转恢复（flow sensitive alternating inversion recovery, FAIR）技术使用非选择性反转脉冲进行全脑标记，采集对照像时仅在成像层面选择性地施加脉冲。此外 PASL 还有很多种技术，各种技术异曲同工，但需要注意的是远心端施加射频脉冲所产生的信号存在差异，如 FAIR 剪影后产生阳性的自旋标记信号，而其他种类产生阴性信号或不产生信号。PASL 标记效能较高，可超过 95%。但是，应用该技术时需注意下列问题：首先，标记容积不能过厚，否则采集对照像时远心端施加的脉冲位置将可能位于脑外；但也不能太薄，否则采集对照像时可能激励到静脉血液，导致定量错误。其次，由于位于标记容积边缘的血中水分子并未被完全反转，因此，血液中存在反转与未反转 2 种成分，且两者的比例与标记的厚度有关。理论上，标记厚度越大，被反转的比例越大，但血液到达成像区域需流经的空间距离也增加，导致通过延迟时间延长。使用单次剪影量化灌注成像二代（quantitative imaging of perfusion using a single subtraction Ⅱ, QUIPSS Ⅱ）和 QUIPSS Ⅱ 薄层 TI_1 周期性饱和脉冲（QUIPSS Ⅱ with thin slice TI_1 periodic saturation, Q2TIPS）技术能够控制标记区块的厚度，在一定程度上减少延迟时间对 PASL 序列的影响，提高定量的准确性。推荐标记厚度为 15~20cm，推荐标记位置在距离成像区域下缘 1~2cm。

（3）pCASL 技术：pCASL 综合了 CASL 高信噪比及 PASL 高标记效能的优点，该技术使用的是一连串不连续的小的射频脉冲，并在射频发射间期施加梯度波来模拟 CASL 的连续脉冲方法进行标记。pCASL与CASL及PASL相比较,磁化传递效应轻,标记效率高,图像信噪比高,射频能量沉积少,无需额外硬件设备;此外,pCASL序列还具有良好的可重复性,这些优势使pCASL成为目前备受推崇的扫描序列。

3. 动脉自旋标记技术的优缺点 ASL相对于传统对比团注技术最大的优势是其为非侵入性的方法。ASL不需要注射钆基示踪剂,消除了肾功能不全患者肾源性系统性纤维化的风险;ASL也有适用于儿科人群,因为它避免了造影剂的技术困难和CT和核医学技术的辐射暴露引起的伦理问题;以上的优势决定了ASL的可重复性大,可以进行基于功能的灌注成像,并观察灌注随时间的变化;对于有出血、钙化或位于颅底的病变,ASL测量数据稳定,明显优于DSC;主要因为ASL是多次快速采集的平均值,受磁敏感伪影的影响较小;相对DSC,不可控因素较少,如对比剂量、注射速度等。

ASL的主要缺点是信噪比(SNR)低,这是因为流入标记的分子本身仅占静态组织信号的1%,这增加了总的扫描时间,使得这项技术对运动伪影特别敏感。血流的量化非常复杂,因为信号依赖于许多生理参数,因此会受到传输时间,反转脉冲轮廓和没有灌注的标记血液的影响。

二、磁共振灌注成像在精神障碍中的应用

(一)磁共振灌注成像在精神分裂症中的应用

灌注异常是许多疾病的病理基础,对临床诊断和治疗均有重要参考价值。脑微血管异常可能在精神障碍中发挥重要的角色,但其机制知之甚少。精神障碍中,由于神经元放电和血氧消耗量之间的耦合发生改变[1],大脑微血管的异常可导致脑功能缺陷。另一方面,由于精神障碍继发的神经元活动和能量需求发生变化,导致局部脑血流量也会变化。近年来,越来越多针对精神障碍脑血流灌注的研究,为揭示不同精神障碍的发病机制、治疗反应及预后判断提供了指导。

由于神经元,胶质细胞和毛细血管之间联系的改变,精神分裂症患者的许多结构,功能和化学改变也随之发生。这些微血管的状态可以间接地通过脑血流量,血容量和平均通过时间来测量。最近的精神分裂症模型表明,基因调节的炎症反应会破坏大脑微血管,从而引起精神分裂症,并解释了环境因素如何影响症状的严重程度[2]。这些研究都表明大脑灌注的改变可能是导致精神分裂症的重要原因。

精神分裂症患者脑血流灌注的研究结果显示,精神分裂症患者额叶脑血流量减少,这导致精神分裂症额叶功能降低。Scheef L等发现精神分裂症患者双侧额叶、顶叶、中间和前扣带回灌注降低,而小脑、丘脑和脑干血流灌注增加。大多数研究都表明精神分裂症灌注异常的脑区主要涉及前额叶、枕叶、海马以及基底节区域。此外,其他一些研究显示精神分裂症患者存在局部脑血流量的异常不对称性,并且这些患者在左右脑的结构上也不对称,且在执行言语或空间任务时,常见的大脑半球也没有激活。

Cohen等人比较了精神分裂症患者和年龄匹配的健康对照,尾状核,小脑和枕叶皮质区域的半定量分析显示,精神分裂症患者在这些区域表现出相对于健康对照较高的脑血容量,提示精神分裂症患者在脑血管密度,大小或构造上与正常人存在广泛的差异[3]。

精神分裂症患者脑血流灌注的改变与患者的临床表现存在相关,这些结果提示脑血流灌注在临床表现中扮演着重要的角色。Horn等结果提示了思维障碍的严重程度与左侧颞上回、左岛叶、左前额叶血流量增加相关。一些研究发现额叶血流量和阴性症状(负相关)

及颞叶血流和阳性症状（正相关）之间存在相关性关系。研究发现精神分裂症患者脑灌注特点发生变化，如额上回、额内侧眶回、右侧前扣带回脑血流量减低，这些脑血流灌注的改变可能与精神分裂症患者认知功能缺陷相关，而且这些脑区血流量减少与精神分裂症阴性症状严重程度相关[4]。有研究针对精神分裂症以阳性和阴性症状为主的患者进行脑灌注特点分析，结果发现阳性、阴性组在血流灌注上存在差异，其中额叶、丘脑的血流灌注改变可能是两组亚型共同的病理生理改变，楔前叶、角回与阴性症状的发生关系密切。精神分裂症患者脑白质灌注减低也有报道，如脑白质平均灌注减低、顶叶皮层下灌注减少[5]。

血流灌注的测量还可以用于判断疾病治疗疗效。一项针对精神分裂症幻听患者经颅磁刺激的研究结果表明，在治疗前，治疗有效者相比于治疗无效者来说，左侧颞上回血流量更大。这个结果提示左侧额上回的血流灌注可能提示患者的经颅磁刺激的疗效，在精神分裂症幻听患者里面可能作为一个潜在的标记物[6]。

（二）磁共振灌注成像在抑郁障碍中的应用

一项针对青春期抑郁障碍的脑血流灌注显示，基于全脑的体素分析，相比于正常对照，青春期抑郁障碍患者组在额叶，边缘，旁边缘和扣带回表现出低灌注，而在胼胝体扣带回，壳核和梭状回表现出高灌注。而这些涉及执行，情感和运动网络脑血流灌注的异常，可能与青春期抑郁障碍患者常见的认知，情绪和精神运动症状相关[7]。

Henry 等人通过 MRI 脑灌注成像中脑血流量来研究抑郁障碍患者血清素再摄取抑制剂，该研究发现了脑血流量与血清素转运蛋白遗传多态性的关联。与健康对照相比，慢性抑郁障碍患者表现出双侧亚属前扣带回皮层，左侧前额叶背侧皮，左侧前扣带回以及左侧皮层下结构（壳核、苍白球和杏仁核）脑灌注增高[8]。

一项针对晚年抑郁障碍的研究结果显示，相比于正常对照，患者组表现出明显的白质血流量增加。两组之间灰质血流量在外侧额叶、内侧额叶、扣带回、中央和顶叶区域没有显著的差异。白质的血流量与抑郁障碍患者 MADRS 评分之间存在相关性。进一步的研究结果表明，与健康对照相比，抑郁障碍缓解者白质脑血流量明显增高，而目前处于抑郁状态的患者没有明显差异[9]。

Lui 等人通过动脉自旋标记研究了难治性与非难治性抑郁障碍的脑血流特征，结果发现非难治性抑郁障碍患者脑血流灌注变化的区域主要包括两个额叶 - 皮质通路，即灌注降低区域在左额叶和丘脑（边缘 - 丘脑 - 皮质通路），而灌注增加区域在双侧海马，右豆状核及左侧口袋回前部（边缘 - 纹状体 - 苍白球 - 丘脑通路）。相比之下，难治性患者灌注减低区域主要涉及两侧额叶区（边缘 - 丘脑 - 皮质通路），而无灌注区增加[10]。

ASL 也可用于评估治疗，局部 CBF 的测量可以用来预测抑郁障碍对重复性经颅磁刺激的治疗反应，因此可以用来提示个体化的治疗效果。抑郁障碍患者重复性经颅磁刺激治疗后，治疗有效者在治疗前静息状态下表现出背外侧前额叶皮质区域的脑血流量增加[11]。

（三）磁共振灌注成像在其他精神障碍中的应用

越来越多的人支持双相障碍是部分血管疾病，而针对双相障碍患者脑血流灌注的研究可以揭示双相情感障碍的病理生理学机制。一项针对双相障碍患者脑血流灌注的综述指出[12]，静息状态下，相比于正常对照，患者表现出扣带回、额叶以及前颞叶区域的广泛低灌注；而在认知或情感刺激实验中，患者在不同的区域都表现出相对正常人减低的脑血流灌注。

与对照组相比，边缘性人格障碍患者内侧眶额叶皮质血流量减少，而左侧和右侧眶额叶皮质的血流量增加。相关分析显示内侧和外侧眶额叶血流量与冲动性评分之间存在正相关关系,而紧张力和抑郁的测量值与眶额叶灌注无显著相关性[13]。

ASL 可用于对脑代谢和突触功能的判断,其在进行情感障碍评估时具有新的作用。最近在注意力缺陷障碍小鼠模型中发现其内侧前额叶和胼胝体中的 CBF 高于正常值。而在强迫症的研究中发现,症状发作期间局部脑血流发生了改变,并且这种改变大多集中在眶额 – 皮层下回路。

三、化学交换饱和转移

化学交换饱和转移(chemical exchange saturation transfer, CEST)成像是在磁化传递及化学交换理论基础上发展起来的一种磁共振成像新方法,其原理可用两池模型进行解释[14],即自由水池(溶液池)与可交换池(溶质池)。利用特定频率范围的偏共振射频脉冲,对组织内的特定分子即可交换池进行预饱和,使可交换池中的氢质子得到饱和,再进一步影响自由水池中的氢质子的信号强度与之进行化学交换。因此,通过检测水的信号变化,便可间接反映组织内特定分子的浓度及化学交换的组织环境。由于 CEST 技术通过水分子信号的变化间接反映代谢物信息,持续的饱和转移有放大信号的作用,因此,成像信噪比较高,可以探测的代谢物浓度达到微摩尔,甚至纳摩尔级别。

通过采集不同偏共振饱和脉冲频率下水的信号得到 Z 谱图,Z 谱图可用于表示溶质的化学交换特性,其绘制主要是标化后的水信号强度(I_{sat}/I_0)与饱和脉冲的偏共振频率[15]。CEST 的效应大小常用非对称性磁化转移率(magnetization transfer asymmetry, MTRasym)的值来度量,用于反映溶质的浓度。其计算公式为:$MTRasym(\Delta CS) = [I(-\Delta CS) - I(\Delta CS)]/I_0$;$I_0$ 是指未施加预饱和脉冲时所得的图像信号强度,$I(\Delta CS)$ 是指施加预饱和脉冲后得到的信号强度,同时由于 Z 谱上关于水质子的对称性,所以若假定 $-\Delta CS$ 处没有交换现象,用 $I(-\Delta CS)$ 表示 $I(\Delta CS)$ 对称频率处所得的信号强度[16],则可以通过此公式得到溶质质子的 CEST 信息。

溶质与溶液之间的固有频率差值(ΔCS)大于(或等于)化学交换的速率(K)时对某一池的调整不会影响到另一池即 $\Delta CS > K$,这是实现 CEST 的基本条件[17]。因此,以往常常使用与水质子固有频率有差值的外源性对比剂,在细胞、组织或动物内它们可提供较好的对比。随着对无创便捷的临床应用的需求,CEST 成像技术逐渐发展,可以利用人体自身存在的大分子物质作为天然 CEST 对比剂及内源性对比剂进行成像。

(一)酰胺质子转移成像

酰胺质子转移(amide proton transfer, APT)成像由 Zhou[18] 等于 2003 年提出,可用于测量组织内源性游离蛋白和多肽,是化学交换饱和转移(chemical exchange saturation transfer, CEST)的延伸。人体细胞内存在着多种游离蛋白质和多肽,其所带基团外周环境不完全同则氢质子的进动频率不完全相同,利用偏离自由水中心进动频率的射频脉冲选择性饱和游离蛋白及多肽中的酰胺质子信号,在一定环境条件下,被饱和的酰胺质子将饱和磁化状态传递到周围的自由水质子,使部分水质子达到饱和,水的 MR 信号降低。探测经过与酰胺质子交换之后的周围自由水信号,采集自由水饱和前后信号的变化,从而间接获得 APT 信号值。

采集不同频率脉冲下的水信号,获得一条曲线,称为 Z 谱,距水峰 +3.5ppm 处为酰胺质子峰,在此处施加预饱和脉冲选择性标记酰胺质子后水信号明显下降,证明存在 APT 效应即酰胺质子与水的交换。APT 定量分析的方法是在距离水峰 ±3.5ppm 处计算 MTRasym 的差值求得,可用 APT 值来表示 APT 信号的高低。酰胺质子与水交换速率与体内的蛋白质浓度和酸碱度呈正相关[18-20]。

（二）葡萄糖化学交换饱和转移

葡萄糖化学交换饱和转移(glucoCEST)是以葡萄糖(glucose)羟基中的氢质子作为可交换质子与水中氢质子发生化学转移。可以实现对非标记的葡萄糖的摄取情况进行检测,并且与正电子发射断层扫描(PET)的定量分析结果存在较强的相关性。由于其相较于 PET 没有辐射暴露的问题,也许可作为 ^{18}F FDG 放射性核素显像的替代检查方法。

（三）谷氨酸化学交换饱和转移

质子磁共振波谱(^1H-MRS)被广泛用于研究疾病进展时期的生化变化[21],可定性、定量地检查脑内重要代谢产物,但空间分辨率和对谷氨酸变化的敏感性较差并且采集时间较长。谷氨酸(glutamate, Glu)是中枢系统中常见的兴奋性神经递质,与脑内信息处理功能密切相关。之前 ^1H-MRS 的临床研究证明,在阿尔茨海默病(Alzheimer's disease, AD)患者的认知障碍发展过程中海马区谷氨酸浓度逐渐减少。正电子发射断层扫描(PET)对 Glu 受体具有较高的特异性可用于其分布的研究[22],但其放射性配体的半衰期短、辐射暴露、低分辨率和对功能研究的适用性有限。Cai 等人[23]的研究表明,谷氨酸化学交换饱和转移(gluCEST)所得 Glu 受体分布图像与 Ametamey[22]等人根据 PET 显像所得 Glu 受体分布图像较为一致,因而认为 GluCEST 成像可以较好地显示脑内谷氨酸含量。由于 GluCEST 技术的固有特性,与 ^1H-MRS 相比,它提高了大约两个数量级的灵敏度。

（四）APT 成像在 AD 中的应用

研究证实,APT 在 AD 中具有一定的应用价值;AD 患者脑内存在异常蛋白的沉积,如淀粉蛋白、Tau 蛋白等。Wells[24]等人在 9.4T 多参数定量 MRI 下对 rTg4510 转基因小鼠模型(过度表达 tau 基因,特异性地模拟了前脑神经纤维缠结(neurofibrillary tangles, NFTs)的形成)进行了多模态 MRI。在 AD 模型小鼠中,双侧海马区域 APT 值显著下降,这可能是因为疾病造成脑内异常蛋白的沉积如淀粉蛋白、Tau 蛋白等使得正常化学交换发生变化。在一项临床研究中,Wang[25]等人发现在 AD 患者中双侧海马区域 MTRasym 值显著增高,而 MTRasym 值和简易精神状态量表评分呈显著负相关。这也提示了 APT 成像技术也许可为无创诊断 AD 提供新的影像生物学标记物。

（五）葡萄糖化学交换饱和转移在 AD 中的应用

tau 蛋白异常积累高度磷酸化所形成的 NFTs 是 AD 的主要特征并与疾病进展密切相关。目前,对 AD 患者疾病进展进行生物评估的最常规方法是使用结构 MRI、PET 成像监测糖代谢和淀粉样蛋白成像估计局部脑萎缩,以及侵入性脑脊液检查测量 tau 蛋白和淀粉样沉积[26]。

Wells[24]等人在 9.4T 多参数定量 MRI 下对 rTg4510 转基因小鼠模型进行了多模态 MRI 研究,其中 CEST MRI 用于有针对性地检测由于聚集蛋白的存在而导致的质子交换阻碍,并使用 glucoCEST 来测量葡萄糖的传递和摄取,以推断大脑代谢和神经元兴奋性的变化,并将这些技术与更成熟的方法进行比较。质子交换结果显示,AD 小鼠模型的皮质有 glucoCEST 信号增加。tau 蛋白的含量和 CEST 信号值呈现出负相关。

（六）谷氨酸化学交换饱和转移的应用

Crescenzi[27]等人利用 GluCEST 技术测量 PS19 转基因小鼠模型(在 P301S 基因位点过量表达人类 tau 蛋白)相对于对照组海马亚区的谷氨酸水平变化,结果显示转基因小鼠的丘脑及海马 CA 亚区 Glu 浓度显著降低,在随后的组织学研究中丘脑及海马 CA 亚区有突触损失。在已知为神经发育起点的海马齿状回子区域中 Glu 浓度和突触密度则保持着高水平。发展 GluCEST 成像技术是非常有临床意义的,突触是早期神经功能障碍的重要部位,其损失是造成 AD 患者认知缺陷的最关键因素。谷氨酸能突触丧失是 AD 脑组织中发现的最早的疾病症状之一。因此,GluCEST 成像可用于监测体内突触损失,并作为痴呆症状的早期标志物及神经源性治疗的潜在靶点。

Haris[21]等人利用高分辨率 GluCEST 技术和 ¹H-MRS 对 APP-PS1 转基因 AD 小鼠模型进行了脑内谷氨酸分布的研究。AD 小鼠相较于野生型小鼠有明显的 GluCEST 信号降低并且以上两种技术的结果具有强烈的相关性。

Roalf[28]等在 7T MRI 利用 CEST 技术对谷氨酸进行成像来检测年轻健康个体和精神障碍患者皮质和皮质下区域谷氨酸水平的差异。研究结果显示患者谷氨酸水平明显低于正常个体,并且在患者大脑中某些区域谷氨酸浓度与临床症状相关。因此谷氨酸水平可作为早期精神障碍的标志物,谷氨酸 CEST 技术有望用于精神障碍诊断。

海马是 AD 早期病理学中受影响的主要区域,与学习和记忆有关。在目前的研究中观察到海马相较于其他区域 GluCEST 信号下降幅度更大,清楚地表明海马在早期疾病诊断有重要的意义。从人类轻度认知损害(mild cognitive impairment, MCI)至 AD 完全发作的纵向研究显示出了 Glu 浓度逐渐降低[29,30]。由于大多数 MCI 患者最终发生 AD,将 MCI 个体大脑变化敏感的神经影像学发现视为早期或"前驱" AD 病理改变的标志物是具有非常重要的临床意义的。¹H-MRS 由于体素大小很难监测 Glu 浓度的区域变化。由于 GluCEST 的高重现性[28],可以在从控制 MCI 到 AD 的完全发作的过程中以高空间分辨率成像的方式显示 Glu 浓度的变化,并且可以在早期阶段提供明确的诊断标记。GluCEST 技术也不需要任何外源性对比剂给药,并且转化为临床环境也相对容易。

(曾嘉欣 刘乃慈)

● 参考文献 >>>

1. Kuschinsky W. Coupling of Function, Metabolism, and Blood-Flow in the Brain. Neurosurg Rev, 1991, 14 (3): 163-168.

2. Hanson DR, Gottesman II. Theories of schizophrenia: a genetic-inflammatory-vascular synthesis. BMC medical genetics, 2005, 6: 7.

3. Cohen BM, Yurgeluntodd D, English CD, et al. Abnormalities of Regional Distribution of Cerebral Vasculature in Schizophrenia Detected by Dynamic Susceptibility Contrast Mri. Am J Psychiat, 1995, 152 (12): 1801-1803.

4. Bachneff SA. Regional cerebral blood flow in schizophrenia and the local circuit neurons hypothesis. Schizophrenia Bull, 1996, 22 (1): 163-182.

5. Wright SN, Hong LE, Winkler AM, et al. Perfusion Shift from White to Gray Matter May Account for Processing Speed Deficits in Schizophrenia. Hum Brain Mapp, 2015, 36 (10): 3793-3804.

6. Homan P, Kindler J, Hauf M, et al. Cerebral blood flow identifies responders to transcranial magnetic stimulation in auditory verbal hallucinations. Transl Psychiat, 2012, 2 (11): e189.

7. Ho T C, Wu J, Shin D D, et al. Altered Cerebral Perfusion in Executive, Affective, and Motor Networks During Adolescent Depression. J Am Acad Child Psy, 2013, 52(10): 1076-1091.

8. Bérengère Duhameau, Jean-Christophe Ferré, Jannin P, et al. Chronic and treatment-resistant depression: A study using arterial spin labeling perfusion MRI at 3 Tesla. Psychiatry Res, 2010, 182(2): 111-116.

9. Colloby S J, Firbank M J, He J, et al. Parry et al: Regional cerebral blood flow in late-life depression: arterial spin labelling magnetic resonance study. British Journal of Psychiatry the Journal of Mental Science, 2012, 200(2): 150.

10. Lui S, Parkes LM, Huang XQ, et al. Depressive Disorders: Focally Altered Cerebral Perfusion Measured with Arterial Spin-labeling MR Imaging. Radiology, 2009, 251(2): 476-484.

11. Weiduschat N, Dubin MJ. Prefrontal cortical blood flow predicts response of depression to rTMS. J Affect Disorders, 2013, 150(2): 699-702.

12. Toma S, MacIntosh BJ, Swardfager W, et al. Cerebral blood flow in bipolar disorder: A systematic review. J Affect Disorders, 2018, 241: 505-513.

13. Wolf RC, Thomann PA, Sambataro F, et al. Orbitofrontal cortex and impulsivity in borderline personality disorder: an MRI study of baseline brain perfusion. Eur Arch Psy Clin N, 2012, 262(8): 677-685.

14. Sherry AD, Woods M. Chemical exchange saturation transfer contrast agents for magnetic resonance imaging. Annu Rev Biomed Eng, 2008, 10: 391-411.

15. Bryant RG. The dynamics of water-protein interactions. Annu Rev Biophys Biomol Struct, 1996, 25: 29-53.

16. Vinogradov E, Sherry AD, Lenkinski RE. CEST: from basic principles to applications, challenges and opportunities. J Magn Reson, 2013, 229: 155-172.

17. Sun PZ, Wang EF, Cheung JS, et al. Simulation and Optimization of Pulsed Radio Frequency Irradiation Scheme for Chemical Exchange Saturation Transfer(CEST)MRI-Demonstration of pH-Weighted Pulsed-Amide Proton CEST MRI in an Animal Model of Acute Cerebral Ischemia. Magn Reson Med, 2011, 66(4): 1042-1048.

18. Zhou JY, Payen JF, Wilson DA, et al. Using the amide proton signals of intracellular proteins and peptides to detect pH effects in MRI. Nat Med, 2003, 9(8): 1085-1090.

19. Kauppinen RA, Kokko H, Williams SR. Detection of Mobile Proteins by Proton Nuclear-Magnetic-Resonance Spectroscopy in the Guinea-Pig Brain Exvivo and Their Partial-Purification. J Neurochem, 1992, 58(3): 967-974.

20. Jokivarsi KT, Grohn HI, Grohn OH, et al. Proton transfer ratio, lactate, and intracellular pH in acute cerebral ischemia. Magn Reson Med, 2007, 57(4): 647-653.

21. Haris M, Nath K, Cai K, et al. Imaging of glutamate neurotransmitter alterations in Alzheimer's disease. NMR Biomed, 2013, 26(4): 386-391.

22. Ametamey SM, Treyer V, Streffer J, et al. Human PET studies of metabotropic glutamate receptor subtype 5 with 11C-ABP688. J Nucl Med, 2007, 48(2): 247-252.

23. Cai K, Haris M, Singh A, et al. Magnetic resonance imaging of glutamate. Nat Med, 2012, 18(2): 302-306.

24. Wells JA, O'Callaghan JM, Holmes HE, et al. In vivo imaging of tau pathology using multi-parametric quantitative MRI. Neuroimage, 2015, 111: 369-378.

25. Wang R, Li SY, Chen M, et al. Amide Proton Transfer Magnetic Resonance Imaging of Alzheimer's

Disease at 3.0 Tesla: A Preliminary Study. Chinese Med J-Peking, 2015, 128（5）: 615-619.

26. Langbaum JB, Fleisher AS, Chen K, et al: Ushering in the study and treatment of preclinical Alzheimer disease. Nat Rev Neurol, 2013, 9（7）: 371-381.

27. Crescenzi R, DeBrosse C, Nanga RP, et al. Longitudinal imaging reveals subhippocampal dynamics in glutamate levels associated with histopathologic events in a mouse model of tauopathy and healthy mice. Hippocampus, 2017, 27（3）: 285-302.

28. Roalf DR, Nanga RPR, Rupert PE, et al. Glutamate imaging（GluCEST）reveals lower brain GluCEST contrast in patients on the psychosis spectrum. Mol Psychiatry, 2017, 22（9）: 1298-1305.

29. Kantarci K, Reynolds G, Petersen RC, et al. Proton MR spectroscopy in mild cognitive impairment and Alzheimer disease: comparison of 1.5 and 3 T. AJNR Am J Neuroradiol, 2003, 24（5）: 843-849.

30. Rupsingh R, Borrie M, Smith M, et al.Reduced hippocampal glutamate in Alzheimer disease. Neurobiol Aging, 2011, 32（5）: 802-810.

第四章

精神影像所需临床评估

第一节　临床一般资料采集

由于年龄、性别及受教育年限等一般人口学资料均有可能与脑结构、功能具有一定的相关性，因此在精神影像学的研究中，一般资料的采集非常重要。一般人口学资料在患者及健康受试者组中均应如实采集，采集资料的内容应包括但不限于以下方面：

1. 年龄（岁）、性别、民族。

2. 社会经济地位　主要包括受教育年限、收入和职业。

3. 自身疾病史及家族史　在精神影像学的研究中，应尤其关注受试者本人及一级亲属是否有精神障碍史。

4. 利手　目前西方国家较为常用爱丁堡利手调查表（Edinburgh handness inventory，1971）[1]对受试者的利手偏侧化进行评估，该调查表包含 10 个项目。我国学者根据我国具体情况，并在天津试点（1979）的基础上加以改进，制定了中国人的利手分类标准[2]，所采用的调查表包括 10 个项目，分别是：执笔（用哪一只手执笔写字来划分左利或右利），执筷，掷东西，刷牙，执剪刀，划火柴，穿针，握钉锤，握球拍，洗脸。如果 10 个项目全部都习惯用右手或左手，则称为强右利或强左利。如果前 6 项都习惯用右手或左手，而后 4 项中任何 1~4 项用另一手，则称为右利或左利。如果前 6 项中有 1~5 项习惯用一只手，其余 5~1 项另一手，则称为混合利。

5. 吸烟习惯　受试者吸烟情况多用尼古丁依赖检测量表（fagerstrom test of nicotine dependence，FTND）[3]进行评定，该量表仅有六个项目，吸烟者能够自己测试对吸烟心理上依赖程度，并在临床治疗及研究中被广泛应用。

6. 饮酒习惯　对受试者饮酒习惯的简单评定多使用密西根酒精调查表（Michigan alcoholism screening test，MAST）[4]。MAST 为自评问卷，包括 25 个条目。

7. 睡眠习惯　可采用匹兹堡睡眠质量指数（Pittsburgh sleep quality index，PSQI）[5]或睡眠状况自评量表（self-rating scale of sleep，SRSS）进行受试者睡眠状况的简单评定。上述量表均为自评量表，用于评定受试者近一个月内的睡眠状态。

8. 智力　多采用韦氏智力测验（Wechsler intelligence scale）[6]进行评定，这是目前世界上应用最广泛的智力测验量表。考虑到中国城市和农村的现实情况，中国修订韦氏成人智力量表（WAIS-RC）[7]分别制定了城市和农村两个版本，各分测验项目的难易排列顺序和计算量表分与智商的标准不同。城市和农村两个版本均包括言语量表和操作量表两部分，其中言语部分包括知识、领悟、算术、相似性、数字广度、词汇这 6 个分测验，操作部分包括数字符号、图画填充、木块图、图片排列、物体拼凑这 5 个分测验。

第二节　精神障碍的临床评估

一、精神分裂症

精神分裂症（schizophrenia）是一种严重的精神障碍，具有妄想（例如相信自己将要被他人伤害等）、幻觉（可以发生在任何感觉形式上，但在精神分裂症中幻听最为常见）、思维（言语）紊乱（思维脱轨、联想松弛、语无伦次等）等症状，伴或不伴情感表达减少（包括面部表情、目光接触、讲话语调和韵律等减少）、意志减退（积极的自发的有目的的活动减少）、语言贫乏（言语表达减少）、快感缺失（例如在正性刺激下缺少愉快体验、在回忆过往愉快经历时愉悦性减少等）等症状。

阳性与阴性症状量表（the positive and negative syndrome scale，PANSS）[8]发表于1987年，随后被广泛用于评定不同类型精神分裂症临床症状的严重程度。该量表共30项，包括阳性量表7项（妄想、概念紊乱、幻觉行为、兴奋、夸大、猜疑/被害）、阴性量表7项（情感迟钝、情绪退缩、情感交流障碍、被动/淡漠社交退缩、抽象思维困难、交谈缺乏自发性和流畅性、刻板思维）和一般精神病理量表16项，及3个补充项目评定攻击危险性。量表主要适用于成年人，由经训练的精神科医师对患者进行检查评估，整个评定用时约30~50分钟。

精神分裂症患者常合并抑郁、焦虑、酒精和其他物质依赖等，因此还应进行相应的评估（使用量表详见相关章节）。此外，精神分裂患者的自杀率比一般人群高，可使用Beck自杀意念量表进行自杀意念评价（详见抑郁障碍部分）。

二、重型抑郁障碍

重型抑郁障碍（major depressive disorder，MDD）是一种常见的以情绪、认知、行为和身体功能紊乱为特征的精神障碍，患者长期处于极其抑郁的情感状态中，对以前感到有趣的活动失去兴趣，认为自己的人生无价值，具有极度的罪恶感、懊悔感、无助感、绝望感和自暴自弃；患者有时会感到难以集中注意力和记忆减退；患者还表现出回避社交场合和社交活动，性冲动减退，有自杀念头或反复想到死亡等症状；失眠、食欲减退、体重降低也是常见症状。

临床上评定抑郁状态严重程度多使用汉密尔顿抑郁量表（Hamilton depression scale，HAMD）[9]，此量表由经训练的精神科医师对患者进行评定，一次评定需要15~20分钟。此外，贝克抑郁自评量表（Beck depression inventory）[10]为评估抑郁状态严重程度的自评量表，包括21个项目。Beck自杀意念量表[11]可用于评价患者的自杀意念，量表共38个条目，评估最近一周和抑郁最严重时自杀意念和单独的自杀危险严重程度。

抑郁患者常合并有焦虑、物质滥用、边缘型人格障碍等，应进行相应的评估（使用量表详见相应章节）。此外，不幸的童年经历及应激性生活事件可能是诱发MDD的高危因素，可采用相应量表进行评估（详见创伤后应激障碍部分）。性格因素也是一个得到广泛认可的MDD发病的危险因素，可用的人格问卷较多，常用的有艾森克人格问卷（Eysenck personality questionnaire，EPQ）[12]、明尼苏达多项人格测验（Minnesota multiphasic personality inventory，MMPI）[13]等。EPQ及MMPI均为自陈式问卷。前者的中国修订版共88项，多用于正常人人格维度的评估；后者对精神障碍患者个性的评估更为详细，但题量较大，共566个，实验人员可根据实验的具体目的进行选择。

三、双相障碍

双相障碍（bipolar disorder，BD）也称为躁狂-抑郁障碍，是一种症状较为严重的精神障碍，表现为情绪、认知、活动水平的异常周期性转变及日常工作的能力受损。双相障碍的定义是有躁狂/轻躁狂的存在或发作史，这将它与抑郁障碍区分开来。

BD 常用的临床评估量表包括贝克-拉范森躁狂量表（Bech–Rafaelsen mania rating scale，BRMS）[14]和杨氏躁狂评定量表（Young manic rating scale，YMRS）[15]。BRMS 常用于对成年双相障碍患者症状严重程度的评估，量表共 13 项，采用五级评分法（无该项症状或与患者正常时的水平相仿；症状轻微；中度症状；症状明显；症状严重），分别对 13 个项目进行评价。一次评定需 20 分钟左右，第一次评定测查之前的一周内的情况，再次评定时，一般为第 2~6 周之内的情况。BRMS 的信度和效度都较好，且能反映治疗前后的躁狂病情变化。类似地，YMRS 也用于躁狂症状及严重程度的评定，共 11 个条目，其中有 7 个条目是 0~4 级评分，4 个条目是 0~8 级评分，完成所需时间为 15~30 分钟，评定时间为最近一周内。YMRS 包含的项目反映了双相障碍躁狂期的核心症状，也具有较好的信度和效度。以上两种量表都采用访谈式，有些条目还需要通过向家属和病房工作人员询问来完成，研究人员可根据实际操作进行选择。值得注意的是，这两项量表不评价抑郁情绪，研究人员应同时进行抑郁障碍症状的评定和自杀风险评估（详见相关章节）。

双相障碍的筛查量表可以用于早期对轻躁狂发作的识别以及对单双相情感障碍的鉴别，主要包括心境障碍问卷（mood disorder questionnaire，MDQ）和 32 项轻躁狂症状清单（hypomania/mania symptom checklist，HCL–32）。MDQ 是目前世界范围内最常用的 BD 筛查量表，包含 13 个关于 BD 的是非问题；HCL–32 由瑞士 Jules Angst 编制，包括 32 项条目，常用 12 分作为单双相情感障碍的划分临界值。上述量表为自评式，研究者可根据实际情况选用。

此外，焦虑困扰是双相障碍的重要特征，高水平的焦虑与高自杀风险、长病程以及疗效差等密切相关。因此，要重视双相障碍不典型特征（特别是伴焦虑困扰特征）的甄别检查（详见相关章节）。

四、强迫障碍

强迫障碍（obsessive compulsive disorder，OCD）是以强迫思维和强迫行为为主要临床特征的一种精神障碍。强迫观念以反复、持续、不合时宜、侵入性的思维、冲动或者想象画面产生焦虑、悲痛情绪进而导致人际关系和社会职能障碍为特征。强迫行为是指重复地、仪式化地为减轻焦虑、悲痛或者阻止一些自认为畏惧的事情发生的行为。

强迫障碍的严重程度常用耶鲁-布朗强迫量表（Yale–Brown obsessive compulsive scale，YBOCS）[16]进行评价，该量表为他评量表，将症状区分为 8 类强迫思维症状和 7 类强迫行为症状，每类症状又包含多个项目，总共 60 余个项目，以尽可能全面地评估强迫症状。依照 YBOCS 量表，研究发现强迫症症状维度具有稳定性，目前学界广泛接受将 OCD 症状分为四个维度：强迫对称观念/强迫排序行为，强迫攻击性/性/宗教相关观念及行为，强迫污染观念/强迫洗涤行为以及强迫贮藏观念及行为。这些症状维度在 OCD 群体中被认为稳定存在，而目前已有研究发现不同症状维度的神经生物学机制可能具有较大差异。

美国精神障碍诊断与统计手册第 5 版（diagnostic and statistical manual of mental disorders, DSM-V）将第 4 版中的"焦虑障碍"拆分并重组为"焦虑障碍"、"强迫障碍与其他相关障碍"和"创伤和应激相关障碍"，"强迫障碍与其他相关障碍"一章不仅包括 DSM-Ⅳ中的强迫障碍,还包括躯体变形障碍、囤积症和撕皮症等,拔毛癖也从"未列入其他分类的冲动控制障碍"一章中移入"强迫障碍和其他相关障碍"一类中。另外,DSM-V 中强迫障碍和其他相关障碍提到了"自知力不良"的特征说明,用来区分自知力完好、自知力不良和自知力缺乏伴妄想观念的个体。在躯体变形障碍和囤积症中也有类似的关于"自知力"的特征说明,强调了不同障碍的患者,可能对障碍相关信念的认识不同（包括自知力缺乏、妄想性症状）。这些变化说明,自知力缺乏、妄想性症状也可能被诊断为强迫障碍和其他相关障碍,而不是精神分裂症和其他精神病性障碍。需要指出的是,在 DSM-V 中,原本作为 OCD 中的一个症状 – 囤积/贮藏行为已被作为一种独立的诊断,即囤积/贮藏障碍。

流行病学研究发现约一半的强迫障碍患者至少有一种其他类型的精神心理障碍,通常合并患有焦虑障碍（例如社交恐惧）,或者双向情感障碍等。相较于健康人,强迫障碍患者更易患有酒精滥用或依赖障碍。因此,研究中常同时对强迫障碍患者进行抑郁、焦虑、物质依赖水平的评估。

五、焦虑障碍

目前,DSM-V 中焦虑障碍的分类不仅包括社交焦虑障碍、惊恐发作、广泛焦虑障碍、广场恐惧等,还新纳入了分离性焦虑障碍和选择性缄默症等新的类型。鉴于目前已发表的关于焦虑障碍的影像学研究的受试者纳入都是基于 DSM-Ⅳ 的分类和诊断标准,因此本节将重点论述 DSM-Ⅳ 和 DSM-V 中均包含的三类焦虑障碍:惊恐障碍（panic disorder, PD）、广泛性焦虑障碍（generalized anxiety disorder, GAD）以及社交焦虑障碍（social anxiety disorder, SAD）。

惊恐障碍（panic disorder, PD）是焦虑性障碍的一种,以反复惊恐发作（panic attack, PA）为核心特征,并出现显著的心悸、出汗和震颤等自主神经症状,伴随强烈的濒死感或失控感,害怕产生不幸后果的一种急性焦虑障碍。惊恐障碍的严重程度常用惊恐障碍严重度量表（panic disorder severity scale, PDSS）[17]进行评价,该量表包含 7 个条目,分别从发作频率、发作时苦恼程度、预期性焦虑的严重度、场景害怕和/或回避程度、与惊恐相关感觉的害怕/回避程度、工作能力受损或受干扰程度以及惊恐障碍损害或干扰社会功能程度这几个方面进行评价。

广泛性焦虑障碍（generalized anxiety disorder, GAD）又称慢性焦虑,是焦虑障碍分类中最常见的类型,是一类以持续性的过度和不能控制的焦虑或担心为主要特征的焦虑障碍。广泛性焦虑量表（generalized anxiety disorder-7, GAD-7）[18]常用于对患者症状严重程度的评价。该量表为自评量表,包含 7 个条目,对于广泛性焦虑障碍的诊断敏感性较高。

社交焦虑障碍（social anxiety disorder, SAD）表现为在一种或多种人际处境中产生的持久的、不合理的、强烈的惧怕体验和回避行为。Liebowitz 社交焦虑量表（Liebowitz social anxiety scale, LSAS）常用于对社交焦虑障碍患者的社会交往焦虑、恐惧以及回避行为的严重程度进行评价。该量表包括 13 项操作相关情景和 11 项社交相关情景,共 24 项内容。分别评估恐惧焦虑和回避行为。多中心研究表明,该量表对社交焦虑障碍的诊断和筛查具有良好的信度和效度,是目前社交焦虑障碍临床评估最常使用的量表之一。

对于这三类焦虑障碍的评估和诊断,除上述量表外,还会使用汉密尔顿焦虑量表(Hamilton anxiety scale, HAMA)[19]对患者的焦虑症状的严重程度进行评估。此外,由于焦虑障碍患者常合并患有抑郁障碍,因此,临床及研究中常同时对焦虑障碍患者进行抑郁水平的评估。

六、创伤后应激障碍

创伤后应激障碍(post-traumatic stress disorder, PTSD)是个体经历异常强烈的精神应激后延迟发生的一类临床症状严重、极大损害精神健康的应激相关障碍。能够引起 PTSD 的应激源包括自然灾害(如地震、洪灾、台风、海啸等)、人为灾害(如战争、恐怖袭击、严重交通事故等)和重大丧失(如亲人突然死亡、破产等)等创伤性事件。在 DSM-Ⅳ中,评估创伤事件有两套标准:A1,较为客观,强调患者经历、目睹或面临生命危险、严重受伤或威胁到个体完整性的事件;而 A2 标准则相对主观,强调患者经历到强烈的恐惧、无助或恐慌,而不强调事件本身。

临床医师专用 PTSD 量表(clinician-administered PTSD scale, CAPS)[20]是目前评估 PTSD 的黄金标准。CAPS 为结构化访谈问卷,依照 DSM-Ⅳ对 PTSD 的诊断标准共有 30 个条目。除评估 PTSD 的 17 条核心症状外,还包括对 PTSD 的严重程度、频度以及 5 个伴随症状强度(对行为感到内疚、幸存者的内疚感、意识方面的缺陷、人格解体和现实感丧失)的评估。量表不仅可以由受过相关专业培训的医生或研究者来实施,也可以由接受过适当培训的非专业人员来实施,完成全部访谈需要 45~60 分钟。

由于创伤后应激障碍是一种有确切病因的精神障碍(应激事件),且其发病率因创伤应激事件的不同而差异较大,在 PTSD 研究中对创伤性事件进行评估是有必要的。可用的创伤性事件评估量表较多,如创伤性事件问卷(traumatic events questionnaire, TEQ)、创伤史问卷(trauma history questionnaire, THQ)、生活应激源检查表－修订版(life stressor checklist-revised, LSC-R)、创伤性生活事件问卷(traumatic life events questionnaire, TLEQ)等。上述问卷多为自陈式,其中 TEQ、LSC-R 采用多点式计分,可对事件带来的创伤化程度进行量化评分。TLEQ 量表对 23 件典型的潜在创伤性事件进行评估,不仅包括对标准 A1 的评估,还包括对标准 A2 的评估。研究者可根据实际纳入患者的应激事件特点及研究目的选用上述量表。

大约 84% 的 PTSD 患者常伴有物质滥用、焦虑症、抑郁障碍等精神和躯体障碍,PTSD 患者的自杀率是健康人群的 6 倍。因此,同时进行相应评估是十分必要的。根据研究目的,还可选用人格评测量表对患者的人格特质进行评估。

七、注意力缺陷多动障碍

注意力缺陷多动障碍(attention-deficit/hyperactivity disorder, ADHD)是一种常见于儿童及青少年的神经发育性精神障碍,主要表现为与发育不相称的注意缺陷和冲动、多动。注意分散症状可表现为易分心、难以在某一项事件上保持长时间的精力集中;多动症状则表现为烦躁、话多及坐立不安等;冲动症状包括做事欠缺耐心、经常干扰或打断他人。ADHD 在男性中发病率高于女性,然而这一性别差异在成人患者中有所减小。虽然部分患者的症状在青少年时期自发缓解,但仍有 50% 的患者的症状将持续至成年期。

注意力缺陷多动障碍患者的行为与症状常用 Conners 父母评定量表(Connersparent

rating scale，CPRS）[21]进行评价。CPRS 包括 48 个条目，每个条目分 "0"、"1"、"2"、"3" 四级评分，最终得出品行问题、学习问题、心身障碍、冲动 – 多动、焦虑和多动冲动指数 6 个因子。

ADHD 常合并多种神经精神障碍和神经发育障碍类疾病，包括孤独症、对立违抗性障碍、品行障碍、发育性协调障碍、学习障碍等。

八、酒精及物质依赖

酒精及物质依赖（alcohol and drug dependence）是指由于长期滥用酒精或某种物质后发展而来的一种适应性状态，并在停止使用该物质后会产生戒断症状，即在心理上与躯体上强烈而不能克制地寻觅该种物质。

根据不同的依赖物质，临床及科学研究中常采用不同的量表对依赖的严重程度进行评估。常用量表包括：酒精使用障碍筛查量表（alcohol use disorder identification Test，AUDIT），密西根酒精依赖调查表（Michigan alcoholism screening test，MAST），成瘾严重程度指数（addiction severity index，ASI），WHO 精神活性物质使用筛查量表（the alcohol，smoking，and substance use involvement screening test，ASSIST），阿片戒断症状量表（opiate withdrawal scale，OWS）等。AUDIT 和 MAST 为常用的自评量表，主要用于酒精依赖相关问题的流行病学调查，ASSIST 用于早期发现存在酒精及精神活性物质使用问题者，常用于流行病学研究。ASI 则是针对物质滥用和依赖人群的结构式访谈问卷，主要用于评估成瘾行为的程度和治疗效果，从躯体健康、职业功能、药物使用、违法犯罪、家庭关系、精神健康等六个维度来评定成瘾的严重程度，是目前最常用的药物滥用研究工具。

此外，还应当对受试者进行抑郁、焦虑状态的评估。根据不同的研究目的，研究者还进行创伤性事件评估（相见创伤后应激障碍章节）。

第三节　神经心理评测

精神障碍患者多伴有部分认知功能损害。更为重要的是，在精神影像技术学的研究中，神经心理评测结果将非常有利于实验结果的解读。结合患者认知功能评估结果与脑特定区域的结构、功能变化，可为精神障碍的发生机制探索提供更为详细的证据。神经心理学测验方法较多、涉及范围较广，针对相同认知功能的不同方面可有多种测验方法，在此仅介绍在精神影像研究中应用较为广泛的神经心理测验，供研究者选用。

一、记忆的评估

记忆是经历、经验在大脑中的表征。较多精神障碍可表现出一种或多种记忆能力的异常。例如，精神分裂症患者语义记忆（semantic memory）及视觉记忆（visual memory）显著受损，而其他类型的记忆相对正常。在注意力缺陷多动障碍患者中，工作记忆（working memory）的受损较为引人注意。在创伤后应激障碍中，恐惧记忆部分过程的失调更可能是该精神障碍发病机制中至关重要的一环。因此，根据所研究的精神障碍的特点，设计相应的记忆评估测验可为精神影像学研究提供较为重要的补充信息。

记忆具有三个主要过程：编码（encoding）、储存（storage）和提取（retrieval）。编码是获取信息后转化为神经冲动并进行表征的过程，储存则将编码后的信息进行记录。在线索相关刺激下,被储存的信息取出的过程即为提取。记忆具有多种不同类型,包括陈述性记忆(declarative memory),短期记忆(short-term memory)、情景记忆(episodic memory)及语义记忆(semantic memory)等。不同类型的记忆及记忆的不同阶段均涉及多个脑区的协作,因此,不同类型的记忆或记忆的不同阶段均可能在神经疾病中具有不同程度的损伤,并可能与神经疾病的发生互为因果。

韦氏记忆测验(Wechsler memory scale, WMS)[22]是国际上公认的使用频率最高的心理测验,主要用于记忆功能的研究与评定,包括七个分测验:时间和空间记忆,数字顺序关系,逻辑(理解)记忆,顺背和倒背数目,视觉再生和联想学习等。此外,韦氏智力测验中包括记忆分测验,可满足精神影像学研究的一般要求。然而,根据实验目的及所研究的精神障碍的特征,研究者还可选用专门的记忆测验以验证特定的实验假设。常用的记忆评估量表包括Fuld 物品记忆测验、各版本的词语学习测验、Rey-Osterrieth 复杂图形测验(CFT)回忆部分和自传记忆晤谈等。

(一)韦氏记忆测验

第一版韦氏记忆测验已有约 70 年历史,且作为临床最常用的标准记忆测验已逾 50 年。根据我国国情进行修改后的修订韦氏记忆量表(龚耀先)全量表有 10 个分测验,包括:

1. 长期记忆测验

(1)个人经历和记忆的测验(经历):要求受试者回答 5 个与个人的和当前相关的问题,如你是哪年出生的? 你们国家的领导人是谁?

(2)时间空间的定向记忆测验(定向):要求受试者回答 5 个与时间和空间相关的问题,如现在是几月? 这是什么地方?

(3)数字顺序的记忆测验(计数):要求受试者:①顺数 1 至 100;②倒数 100 至 1;③累加从 1 起每次加 3,至 49 为止。该测验被设计于超量学习(over learned)材料,同时评估语言工作记忆。

2. 短时记忆测验

(1)再认:识记实物形状后立即再认(每套识记卡片有 8 项内容,呈现 30 秒)。

(2)记图:记忆实物图片后立即回忆(每套图片有 20 项内容,呈现 1 分 30 秒)。

(3)视觉再生(再生):给受试者呈现 3 张图,每张上有 1~2 个图形,呈现 10 秒后让受试者画出。

(4)联想学习(联想):给受试者呈现 10 对词(包括意义关联强、无意义关联以及难以记忆的词对),并读给受试者听,完毕后停 5 秒再读每对词的前一词,要求受试者说出后一词。

(5)触摸测验:使用一副包含 9 个图形的槽板,让受试者蒙眼用利手、非利手和双手分别摸 3 个形板后画出其形状和位置。

(6)理解或逻辑记忆测验(理解):给受试者讲 3 个故事,同时让其看卡片上的故事,念完后要求其复述。

3. 瞬时记忆测验

顺背和倒背数目(背数):该测验评估注意力及语言短期/工作记忆,要求受试者顺背3~9 位数,倒背 2~8 位数。

在以上 10 个分测验中,前 7 个分测验沿用原有 WMS 的分测验,后三个是龚氏补充的。量表得分计算方法为先将各分测验的粗分(即原始分)相加,得出一总分,然后按年加一个

"加权分",再根据此加权总分计算出记忆商量(MQ)。

各个分测验得分可用于体现记忆的不同阶段、不同类型记忆的能力。"个人经历"及"定向"主要用于患者基本状况的筛查,确保患者具有足够的感觉与运动能力,并愿意配合完成测试。随后则为标定(registration)模块,(包括"计数"、"背数")或称短期/工作记忆测验,通过语言或非语言的方式测试受试者的记忆广度(memory span)以及暂时储存、操纵信息的能力。编码过程(短期学习及回忆)应当通过即刻回忆语言/视觉表现的、具有意义的材料来评估。据此,"再认"、"记图"及"再生"三个分测验得分可体现视觉工作记忆(visual working memory)能力。"理解"分测验则通过测试者向受试者口述两段故事,要求受试者回忆所听到的故事的方式,以语言材料评估受试者的逻辑记忆能力。关联记忆(associate memory)能力则是通过要求受试者回忆10对单词的方式进行评估"联想"。记忆的保持(retention)能力则通过上述材料的延迟回忆(30分钟)来评价。

(二)Rey 听觉词语学习测验

Rey 听觉词语学习测验(Ray auditory verbal learning test, RAVLT)[23]已用于各种病因的精神科疾病的记忆功能评估。最常用的版本是:连续5次读出15个名词(词表A),要求受试者自由回忆,每次呈现的单词次序是固定的。每次读出单词之前重复指导用语,5次后,读出干扰15个词语(词表B),即刻自由回忆词表B,紧接着回忆词表A(第六次回忆),20分钟的时间间隔后,第七次回忆词表A。再认有两种,一种是让受试者阅读一个故事,从中挑出词表A中呈现的单词,另一种是在词表A、B和20个语义或语音相似的词语组成50个单词的词表中识别词表A的单词。此类词语学习测验不像韦氏记忆测验有版权的要求,通常可以自由地被使用,而且耗时较短、分析指标更全面。

第一次学习时检查者说:"我将要读一组词语,你仔细听,我读完后,你凭记忆尽可能多的复述这些词语,无需按照顺序复述"。随后,检查者读出词表A的15个单词(每个单词间隔1秒):锣鼓,窗帘,时钟,咖啡,学校,父亲,月亮,公园,帽子,农夫,鼻子,火鸡,颜色,房子,河流。受试者对听到的单词进行回忆,检查者核对回忆的单词并用数字跟踪记录受试者回忆单词的次序,并不对回忆的正误进行反馈。当受试者不能回忆出更多单词时,检查者说第二次指导语:"我现在再读一遍同样的词语,和刚才一样,我读完之后请你回忆,也包括你刚才已经说过的词语,不管次序,说得越多越好"。重复上述过程,直到五次回忆词表A。

五次回忆词表A后,检查者读词表B,指导语与第一次回忆词表A同。词表B为:桌子,骑兵,小鸟,鞋子,灶台,高山,眼镜,铁塔,云朵,小船,山羊,手枪,铅笔,教堂,拳头。受试者回忆词表B后,检查者要求受试者回忆词表A的词语,并不再次读词表A。在完成其他心理测验20分钟时间间隔后,检查者再次要求受试者回忆词表A的词语,并不再读词表A。

完成第7次回忆后,可进行再认测验。若要对词语次序判断,可给受试者呈现一张15个词语随机排列的词表A,要求受试者写下原来听到的词语的次序号。

对5次学习的总分、学习效率、前摄与倒摄抑制、保存与遗忘等指标进行评分。前摄抑制指第一次回忆对词表B回忆的影响;倒摄抑制指第五次回忆对第六次回忆的影响。

(三)加利福尼亚词语学习测验

加利福尼亚词语学习测验(California verbal learning test, CVLT)[24]第一版于1989年编制,2000年更新为第二版。在美国,CVLT是最为常用的神经心理测试之一。它用于测试语言情景学习及记忆(episodic verbal learning and memory),在听-说这种单一模态下评估记忆的编码、回忆及再认过程。尽管以词语为材料的记忆测验版本很多,CVLT是对情景记忆最为敏感的测试方法。它不仅可以测试受试者学习了多少材料,还可以展示受试者的学习策略,便于发现错误发生在什么部分。CVLT可评估自由及线索回忆(free/cued recall)、序列位置效应(serial position effect,包括首因效应及近因效应)、语义分类(semantic clustering)、闯入(intrusion)、干扰(interference)及再认。与其他类似词语学习测验相比,CVLT增加了对提供的词语材料的加工处理过程与提取机制的分析。因此,CVLT是一种加工导向测试(process-oriented approach),可提供不同类型的学习与记忆损害的描述。新版(第二版)的CVLT降低了词语的难度,便于受试者理解,并在制作常模时采用了更大的正常人群数据库,更新了分析方法。

CVLT的操作与RAVLT类似,检查者首先向受试者读出词表A的单词,每个单词间隔1秒,要求受试者连续5次学习并于每次学习后进行回忆。词表A为16个单词,根据语义分为4个类别(如家具类、蔬菜类、交通工具类、动物类),每类4个单词。在读出词表A的过程中,单词顺序不以语义类别排列,以随机顺序读出。

词表B用于干扰,同样由4类16个单词组成,单词类别出现顺序随机。词表B的4类单词中有2个类别与词表A相同,如家具类、蔬菜类,另两类与词表A不同,如乐器、房屋部件名称。词表A学习5次后,词表B学习一次,要求受试者尽量多地回忆词表B的单词。随后,检查者不再读出词表A,直接要求受试者回忆词表A的单词。

检查者要求受试者在每个语义类别(如家具类、蔬菜类、交通工具类、动物类)下回忆出词表A的单词,从而评估线索回忆。在20~25分钟的延迟后,再次测试词表A的自由回忆及线索回忆,并进行"是/否"再认实验。

CVLT第二版有三套评分,分别为核心报告(core report)、延展报告(expanded report)和研究报告(research report)。核心报告包括27个最常用的指标,延展报告则有66个指标,可深度评估受试者对单词的学习、记忆能力。研究报告有260个指标,但大部分指标没有常模数据。词表A的总分为5次学习后回忆的词语正确数之和,词表B回忆得分为词表B回忆的正确数。词表A短延迟自由回忆得分为在干扰词表B后立即回忆词表A的正确数,词表A短延迟线索回忆则为干扰词表B回忆后,在语义类别线索下回忆词表A的正确数。词表A长延迟自由回忆为20分钟延迟后自由回忆词表A的正确数;相应的,词表A长延迟线索回忆则为20分钟延迟后在语义类别线索下回忆词表A的正确数。

二、注意的评估

注意是指个体有选择性地针对某些信息进行集中加强处理及整合的过程,通常表现为在干扰背景中分辨出有效信号。注意通常可分为三个方面:定向(orienting)、过滤(filtering)以及搜寻(searching),这三方面可以同时作用于同一信息源,或分别作用于不同信息源。其中,定向指人主动地发出视听指令从而获得视听方面的信息,而非被动接受感官信息,从而使感觉感受器选择有意义的、符合需要的各种刺激并避开其他无意义的刺激。过滤则指从外界有效刺激中提取更多信息,并在干扰性刺激中抑制信息的获取;优势抑制功能太强可能会导致所谓的"无意视盲"。搜寻是指当个体知道要找什么但不知道从何去找的时候,注意在此过程中发挥的重要作用。许多搜寻实验解释了注意在搜寻方面的机制。注意与意识密不可分,但注意不等同于意识,两者在理论和实际中均有差别。

各种有关注意的理论模型相当复杂,注意的评估工具同样非常多,其中韦氏记忆测验的注意分测验（心智、数字广度测验、视觉记忆广度测验）可在反映记忆能力的同时反映注意力。另外，还有较多的专用于注意的评估工具供研究者选用，如持续性操作测验（continuous performance task，CPT）、同步听觉连续加法测验（paced auditory serial addition test，PASAT）、双任务范式（dual-task paradigm）、神经网络任务（attention network task，ANT）等。研究者可根据研究疾病的特点及研究目的进行选用。

在上文提到的精神障碍中，应尤为重视 ADHD 患者的注意力评估。此外，神经症、精神分裂症、抑郁障碍、轻度认知功能障碍和轻度阿尔茨海默病等疾病均有不同程度的注意力损害，研究者可根据实际实验目的选用不同评估方案进行相应评估。

（一）持续性操作测验

持续性操作测验（continuous performance task，CPT）是一类评估受试者持续性注意力（sustained attention）及选择性注意力（selective attention）的神经心理学测试。持续性注意力指个体持续关注某些连续活动或刺激的能力，它与冲动（impulsivity）有关；选择性注意力是指专注于相关刺激并忽略其他刺激的能力，与分心（distractibility）有关。

CPT 有许多种，其中最为常用的有视听觉注意力持续性操作测验（integrated visual and auditory CPT，IVA-2）[25]，注意力多项参数测试（或译注意力变量检查，test of variables of attention，TOVA）[26]。上述的注意力测试常用来作为测试包的一部分，用于了解受试者的执行功能或整理、处理信息的能力。尽管测试方法多种多样，使用的刺激也有许多不同种类，但测试的基本原理相同。受试者需要参与一些重复、无趣的任务，在此过程中，需集中注意力对任务刺激作出相应反应。测试刺激可能包括数字、符号或声音。

在视听整合的持续性操作测试（IVA-CPT）中，受试者将会看到或听到数字 1 或 2。测试者要求受试者当看到/听到数字 1 时点击鼠标，出现 2 时则不点击。测试通过视听刺激的相互切换来增加难度，共含有 5 个高难度小节和 5 个低难度小节。在 5 个高难度小节中，刺激出现的频率较快，受试者需进行连续性应答。因此，当突然出现不应答（数字 2）的刺激时，受试者较难抑制应答的趋势。低难度小节的任务刺激出现较慢，注意力不集中的受试者可能渐渐注意散漫而产生遗漏应答。高难度小节中应记录下受试者的错误应答数，用以反映冲动性。在 5 个低难度小节中，则记录遗漏数，用以反映注意力不集中。测试数据反映了受试者的综合以及视听方面的注意功能和反应控制功能。

注意力变量测试（TOVA）则使用电脑进行，通过 USB 连接的微型开关来校准受试者的电脑屏幕，可将精确度控制在 1 毫秒内，避免电脑自身延迟。测试分为视觉模式和听觉模式。视觉测试使用几何图形以避免受试者间的语言和阅读能力不一对结果产生干扰。TOVA 和上述视听整合的持续性操作测试相似，包含高难度和低难度两个小节。第一部分是任务刺激出现较慢的低难度小节，注意力不集中的受试者可能因缓慢无趣的测试内容而产生遗漏应答。第二部分是任务刺激出现频率较快的高难度小节，该小节记录下受试者因冲动而产生的错误应答数。听觉模式采用两种易于分辨的音调分别代表目标和非目标刺激，测试范式与上述相同。

类似的，Conners CPT-Ⅱ要求受试者看到除 X 以外的所有字母时点击空格，看到 X 则不点击。

此外，还有短时和延迟记忆任务（immediate and delayed memory task）[27]，同样也属于 CPT 任务之一。在任务中，电脑上将快速闪现 5 位数，较好的注意力表现为成功认出连续配对的 5 位数。同时，该测试也包含"抓获"测验，即从 5 位数中选 4 位进行连续刺激匹配，受试者作出相应的反应则认为有冲动性。抓获刺激测验的犯错率较高，适合用于成人或高功能人群的冲动性检测。

CPT 评估参数一般有：①正确应答数，即受试者对刺激作出正确回应的数目，正确数越高注意能力越好；②反应时间，即刺激出现和受试者作出回应之间的时间；③遗漏数，即刺激出现但受试者未作出应有反应的次数，遗漏数越多，反映受试者注意力越不集中，或行动迟缓；④错误应答数，即不应产生回应的刺激出现时，受试者作出错误反应的次数。反应时间短同时错误应答数多，则提示受试者冲动性较大；反应时间长，同时遗漏数和错误数多，则提示受试者综合注意力较弱。

（二）数字广度测验

数字广度测验（digit span test, DST）是在测试者读出一系列数字后，检测受试者以正确顺序顺背、倒背该条目的能力。DST 同时出现在韦氏智力测验和韦氏记忆测验中，同时也是一种常见的测试工作记忆的手段。

在测试中，测试者以每秒一个数字的速度对受试者匀速读出一些数字，要求受试者仔细听，当测试者读完数列后，要求受试者照样按顺序顺背或倒背出来。顺背测试中，数列一般从 3 个数字长度开始，不断增加数列长度直到 12 个数字的条目或受试者连续 2 次回答错误为止。如果受试者知道某个数字的位置但忘记了该数字是几，则说"空"。倒背测试要求受试者以倒序方式重复测试者说的数字。数列长度一般从 2 个数字长度开始，不断增加直到 10 个数字的条目，或受试者连续 2 次回答错误为止。

数字广度测验评分按每回答一个正确数列记 1 分，总分为顺背得分加上倒背得分；同时也可分析倒背顺背的比例。发生错误的类型可有：①心理追踪困难，在数列的中间搞混数字顺序；②数字替代，即记错一个或多个数字；③持续错误；④数字减少，即遗漏一个或多个数字。

进行 DST 测试时，测试者应尤其注意匀速朗读数字，否则容易产生"组块"策略记忆。Ardila 提出，顺背 5 分为正常的下限，4 分是边缘状态，3 分则有肯定的损害。由于中文数字发音与英文不同，中文数字为单音节，因此相同长度的数字音节较少，可能有助于中国受试者 DST 得分提高。因此，中国人的 DST 的划界分至少比年龄、教育相匹配的西方人高 1 分。

DST 检测即刻记忆和注意力，操作简便、耗时少。但它也具有明显的局限性，它对于认知障碍的早期诊断不够敏感，且表现易受文化背景影响。

（三）同步听觉连续加法测验

同步听觉连续加法测验（paced auditory serial addition test, PASAT）[28]是评估注意处理过程最常用的神经心理测试之一，通过视觉刺激检查受试者即刻记忆和注意力。尽管最初的 PASAT 主要被用于检查脑外伤者信息处理速度，但现今 PASAT 具有更为广泛的应用，如多发性硬化症、颈扭伤、慢性疲劳综合征、狼疮、低血糖、肾移植及抑郁障碍等。

测试者向受试者展示一串数字，要求受试者将两个相邻数字相加。例如，测试者向受试者展示"3-6-2"，则受试者应当回复"9-8"。应当注意的是，受试者要在下一个数字出现之前回答前两个数字相加之和才计分。即，前两个数字"3-6"出现后、受试者需要在第三个数字"2"出现前回答"9"才得分。依照这样的规律直到该组测试结束，然后继续相同的测试，但数字出现的时间间隔将会缩短。数列共有 4 组，PASAT 通过加快刺激时间、缩短反应时间来增加难度。需要注意的是，当发现受试者在使用"组块"策略，即间隔回答而非连续回答时,需要停止测试并重复指导语。

PASAT 表现的最常用指标为总正确数。在评分时,测试者应当记录每一组测试的正确数,并计算所有测试错误答案的比例(包括遗漏数)。错误答案比例需小于10%,若超过20%,则显示 PASAT 可能无效。电脑版 PASAT 可记录受试者实际回答时间,从而更加准确地反映受试者的信息处理速度。此外,PASAT 还有两个附加分,分别为二数分(dyad scoring)和组块分(chunking scoring)。当受试者连续正确回答两个项目即得1分二数分,该二数分可测定受试者是否能尽量完成每一个项目而不是采用"组块"策略来提高分数。因此,二数分反映了受试者是否遵从测试指令的要求。组块分为遗漏项后第一个正确回答数,随着测试难度增加,受试者倾向于使用组块策略。因此,组块分反映随着测试难度的增加,受试者采用的补偿策略。二数分百分比,即为二数分占总正确数的百分比,反映受试者跟上指令的能力。例如,受试者总正确数低、二数分高,表明受试者跟上指令的能力强,相比通过组块策略强行跟上指令的受试者具有更好的信息处理能力。

不同版本的 PASAT 所需要的测试时间不同,耗时长的版本可达20分钟,而该测试的简短版仅耗时6~8分钟。但是,尽管耗时不长,PASAT 可能因会引起压力、增加疲劳而被称为"令人厌恶的测试"。研究中,超过一半的受试者在完整长度的 PASAT 测试中感到不适,在简短版 PASAT 测试中也有高达30%的受试者感到不适。一项研究发现,PASAT 使原本情绪平稳或高兴的受试者情绪变差。

(四)注意网络任务

注意网络任务(attention network task, ANT)[29]基于人类注意系统神经模型而开发,结合了线索反应时间任务(cued reaction time task)和 Flanker 任务(flanker task),用于评估注意系统的三种信息处理方式:警觉(alerting)、定向以及执行控制(executive control)。ANT 中,警觉训练反应时间线索有益于保持认知警觉的程度。主要刺激开始之前,利用空间线索定位目标的效率以评估定向能力。最后,外围或侧边的箭头与中心箭头不同,受试者对这些箭头的准确判断需要快速决策,反映协调和执行能力,从而评估执行控制能力。

在 ANT 测试中,受试者首先看到固定点(+)屏幕中央,然后看见线索,再次看到固定点,最后看见目标(图4-3-1)。线索为星标(*)相对固定点(+)的空间位置,共有四种类型:无线索,即仅有固定点而无星标;中心线索,星标替代固定点出现在中央;双重线索,固定点上下分别有一个星标;空间线索,星标位于固定点的上方或下方(图4-3-1)。目标为一串横向排列方向不定的箭头组成,共有三种类型:中性,中心箭头两侧各两条水平线;一致,即多个箭头指向同一方向;不一致,即多个箭头且指向方向不一致(图4-3-1右上角)。线索中星标的位置将提示目标中箭头可能出现的位置(固定点的上方或下方)。在测试中,要求受试者通过按键迅速判断目标中位于中心的箭头是朝左还是朝右,按字母Z表示箭头朝左,按字母 M 表示箭头朝右侧。

正式试验的每个阶段进行前都有24次练习,每次练习将反馈结果,以确保受试者理解任务要求。练习结束后,受试者立即进行3个没有结果反馈的测验。每个试验由96个试验组成[4个线索条件(无线索,中心线索,双重线索,空间线索)×2个目标位置(注视点的上方或下方)×2个中心箭头方向(指向左或右)×3目标类型(中立,一致,不一致)×2次重复]。试验以随机顺序呈现。每个试验大约需要6分钟,试验之间的休息时间最多2分钟。

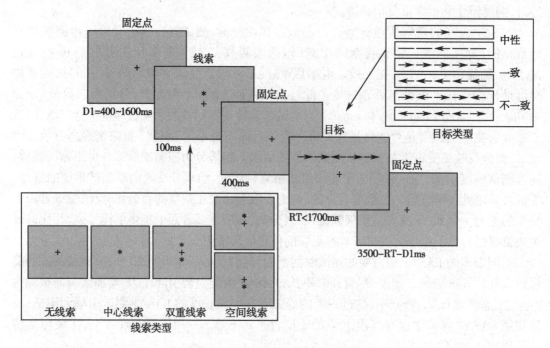

图 4-3-1 注意网络任务示意图

相比较方向一致的目标,目标箭头方向不一致引入了冲突,可能造成受试者反应时间(reaction time, RT)的延长,即表明此时信息处理速度较慢。通过计算每个受试者反应正确的试验的中位 RT,反映受试者对线索条件或目标状态的反应能力。对比无线索试验 RT 与双重线索试验 RT 可知,造成两者不同的原因在于受试者是否在目标呈现之前获得提示;因此,可用无线索试验的中位 RT 减去双重线索试验的中位 RT 来计算警觉线索对 RT 的影响。用中心线索试验的中位 RT 减去空间线索试验的中位 RT 可用来计算定向效应。空间线索能可靠地提供目标的位置信息,而中心线索则不能,因此,空间线索能让受试者提前将注意定向到目标位置。最后,用不一致目标状态试验的中位 RT 中减去一致目标状态试验的中位 RT 来计算执行功能效应。

三、执行功能的评估

尽管执行功能(executive function, EF)具有多种定义,目前学界达成共识执行功能是一种高级认知过程,可控制并调节低级信息处理过程,如感知觉(perception)、运动反应(motor responses),从而有意引导行为以达成目的,在非例行性情况中尤其重要。从而,执行功能与其他自动认知处理过程相区别开来,后者通过重复而产生过量学习,包括运动、阅读、语言、语义记忆、物体识别等。完整的执行功能使得个体可以灵活地应对环境,摆脱已养成的习惯,做决定,评估风险,计划未来等。也就是说,执行功能对于个体的日常活动是不可缺少的。

然而,执行功能非常容易被破坏。证据表明,多种精神障碍患者均表现出不同程度的执行功能丧失,包括精神分裂症、ADHD、OCD 及 MDD 等。由此,有学者认为执行功能丧失为跨疾病的中间表型,或是情感障碍、行为障碍、精神障碍的危险因素。

执行功能具有多个成分,且学界对它的认识还在不断深入。目前认为执行功能可能有这些成分：产生并维持目标，并在不同的目标间转换；产生行为程序（sequencing behavior）；抑制习惯行为及干扰信息；决策（decision making）；选择等。执行功能的理论众多，其中较具有影响力的为三成分模型（the three-component model），即认为执行功能主要由三个层面构成：①更新（updating），在工作记忆中增加相关信息同时移除不再相关的信息；②转换（shifting），在不同任务及心理定势（mental set）间转换；③抑制（inhibiting），抑制优势反应。除上述三个主要成分外，语言及视空间工作记忆（verbal and visuospatial working memory），计划，语言流畅性（verbal fluency）等均被认为是执行功能的成分之一。

执行功能评估可用测验较多，在韦氏智力测验的部分分测验（如相似性测验、图片排列测验）也可用于执行功能的评估。其中，测试执行功能的更新成分多用 n-back 测试，测试转换成分多用威斯康星卡片分类测验，测试抑制功能则最常用 Stroop 色词测验。工作记忆的测试最常用数字广度测验（相见相应章节）。计划（planning）能力是指组织一系列步骤以实现目的的能力，目前最常使用伦敦塔实验进行评估。

（一）威斯康星卡片分类测验

最常用的执行功能测验是威斯康星卡片分类测验（Wisconsin card sorting test, WCST）[30]，主要评估受试者形成抽象概念、转换和维持分类、应用反馈信息的能力。它可用于精神分裂症、抑郁障碍、ADHD 等患者的检测。

测验包括 4 张刺激卡，放在受试者面前，第一张上带有 1 个红色的三角形，第二张上带有 2 个绿色的星形，第三张上带有 3 个黄色的十字形，第四张上带有 4 个蓝色的圆形。然后，受试者会拿到两叠卡片，每叠包含 64 张反应卡，反应卡上的图案与刺激卡相似，但在颜色、几何图形和图形数量上有所不同。受试者被要求将每一张反应卡与 4 张刺激卡中的一张匹配，每次选择后都会得到正确/错误的反馈。分类规则改变时，不会有任何提示。整个测验没有时间限制。

实验应在受试者视听觉正常、能完全理解测试的结构，且能从视觉上区分刺激卡片的颜色、形状和数量的前提下进行。测试者将两叠卡片放在受试者面前，指示受试者把每张反应卡按照他所认为属于同类的刺激卡下面，然后测试者告诉受试者分类是否正确。通过这个正确/错误反馈，受试者尽可能将卡片正确分类。分类的原则有多种，例如，首先要求按照颜色分类，如果对颜色分类连续分类正确 10 次，则在没有提示的前提下将分类原则更改为以形状分类。当受试者以形状分类正确达 10 次后，分类原则改为数量，然后再次回到颜色分类，直到受试者成功完成六次分类（颜色、形状、数量、颜色、形状、数量）或用完所有卡片为止。整个实验耗时 15~30 分钟。

WCST 的评分方法有很多种，其中最常用的评估执行功能的参数是：①完成分类数，即 10 个连续正确配对序列的个数；②持续性错误数，受试者对一个刺激类型应答持续错误的项目数。持续性错误数反映的是从之前的分类过渡到新分类原则的障碍，或者看见新可能性的障碍；③不能维持完整分类数，指受试者完成一个分类过程中，作出 5 个及以上连续正确分类后出现 1 个错误选择的次数；④概念化水平百分数，指连续正确的反应在 3 个及以上，反映对正确分类原则的理解。其中，持续性错误数相比较完成分类数而言，对年龄相关的执行功能变化更加敏感，可能是更好的执行功能衡量标准。

（二）Stroop 色词测验

Stroop 色词测验（Stroop color word test, SCWT）[31]通过测量认知控制来评估受试者保持心中目标，抑制一个习惯性反应，而倾向一个较不熟悉的反应的能力，评估受试者的抑制能力、选择性注意及认知灵活性。

目前 Stroop 色字实验已发展出十多个版本,以经典版的 SCWT 为例,它由四部分组成。第一部分(卡片 A,图 4-3-2),受试者读出黑色印刷的表示颜色的字(蓝、绿、红、黄),第二部分(卡片 B,图 4-3-3),受试者读出不同颜色(蓝、绿、红、黄)印刷的字(蓝、绿、红、黄),要求忽略字的颜色(字与印刷它所用的颜色相矛盾,如用绿色印刷的"蓝")。第三部分(卡片 C,图 4-3-4),受试者需说出彩色圆形的颜色(蓝、绿、红、黄)。第四部分,再次给予受试者卡片 B,但受试者需说出字的印刷颜色而不是读出字。在第四部分测试中,受试者需要抑制优势反应,即字的意思,以完成目标(读出字的颜色)。

黄绿红黄红黄蓝绿蓝绿
红蓝黄蓝绿红黄绿红黄
黄蓝绿蓝绿黄红黄红黄

图 4-3-2　Stroop 色词测验,卡片 A 示例

蓝绿红黄红蓝绿黄绿红
黄绿红黄红黄蓝绿蓝绿
红蓝黄蓝绿红黄绿红黄

图 4-3-3　Stroop 色词测验,卡片 B 示例

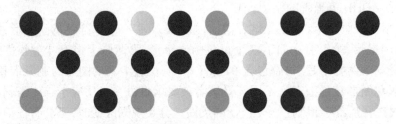

图 4-3-4　Stroop 色词测验,卡片 C 示例

通过计算受试者完成每个部分任务的时间及错误数量,进行能力的评估。当要求受试者读出字体颜色而非文字本身时(第四部分),受试者完成任务的时间将明显延长,这种对颜色命名速度的减退称为"颜色命名干扰效应"。由此,研究者采用"差异分"指标,即干扰测试(第四部分)与颜色部分(第三部分)的时间差,来反映抑制能力。

Stroop 干扰效应的心理学机制可能包括工作记忆、信息处理速度、语义激活和强化反应特征的能力等。在精神分裂症、抑郁障碍、ADHD 等精神障碍中,均有报道患者测试表现较差。尤其在 ADHD 中,抑制优势反应能力的丧失可能是 ADHD 的核心机制之一。一项荟萃分析纳入 19 个 ADHD 患者 Stroop 测试实验结果,得出结论认为 ADHD 患者干扰控制能力受损。

(三)伦敦塔实验

伦敦塔实验(tower of London test, TOL)[32]最早由 Shallice 于 1982 年设计,目前已成为评估受试者执行功能中计划能力的最常用实验范式之一。伦敦塔实验基于汉诺塔问题设计,由两个带钉的板和几个颜色不同的珠子组成。在测试中,受试者要将珠子从初始位置移动成目标位置上,并保证移动次数尽可能少。测试共由 20 个问题组成,由易到难,即所需移动次数从 1 次逐渐增加到 10 次。同时,要求受试者在进行移动任何珠子之前在脑中计划移动策略,不允许一边移动珠子一边思考移动策略。

如图 4-3-5 所示,在进行测试时,测试者对受试者说:"请仔细看标注'目标'的三根钉子上面,有五个颜色不同的珠子。你需要尽可能少地移动珠子,将'初始'的三根钉子上面的珠子移动到和'目标'一样。请你在移动珠子前仔细思考移动的顺序,想好了再开始"。

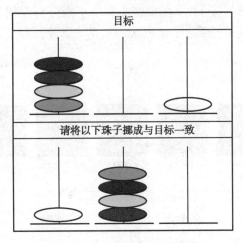

图 4-3-5 伦敦塔测试示意图

评估受试者 TOL 的表现的参数有:①预计划时间,从受试者看到珠子到开始第一次移动珠子之间的时长;②平均移动时间,即执行计划所需要时间;③移动次数,即将珠子从初始状态移动到目标状态所需要的移动次数;④最小移动数问题,即在 20 个问题中,受试者成功采用可能的最小移动次数将初始状态移动到目标状态的问题数。

伦敦塔测试表现不佳的受试者被认为高效计划能力有一定的损伤。有学者认为,TOL 表现依赖于大脑对一系列动作的高效计划。欧文等人认为,要完成 TOL 任务涉及如下认知处理过程:①对比初始状态和目标状态,评估任务总体状况;②将大目标分解为一系列小目标;③在脑中产生移动顺序以实现这些小目标;④在脑中重复并调整移动顺序;⑤执行正确的移动顺序。

(四)N-back 实验

N-back 实验是一种连续实行任务,由 Wayne Kirchner 在 1958 年提出[33]。它同时也是评估工作记忆的常用实验范式,可唤起多个工作记忆过程,包括所记信息的保持、监控、更新和操纵。一项纳入 24 个 N-back 神经影像学研究的荟萃分析表明,成功完成 N-back 任务涉及外侧运动前皮层(lateral premotor cortex),背侧扣带回(dorsal cingulate)内侧运动前皮层(medial premotor cortex),背外侧和腹外侧前额叶(dorsolateral and ventrolateral prefrontal cortex);额极(frontal pole)以及内外侧后顶叶(medial and lateral posterior parietal cortex)。

该实验要求受试者将刚刚出现过的刺激与前面第 n 个刺激相比较,通过控制当前刺激与目标刺激间隔的刺激个数来操纵认知负荷。当 n=0 时,受试者只需要在刺激出现时按键,或者将出现的刺激与固定值相比较(例如,当刺激为数字时,将刺激与一固定数字进行比较)。当 n=1 时,要求受试者将当前刺激和它的前一个刺激相比,相同则按键;当 n=2 时,要求受试者比较当前刺激和它前面第二个刺激进行比较;当 n=3 时,要求比较的是当前刺激和它前面隔两个位置上的刺激,依此类推,任务难度不断增加。任务类型包括字母匹配任务、位置匹配任务和图形匹配任务等。在位置匹配任务中,要求受试者判断两个刺激呈现的位置是否相同,而不管两者是否为同一个字母或图形;在字母或图形匹配任务中,则要求受试者判断两个刺激是否为同一字母或图形,而不管他们的呈现位置如何。

以数字 N-back 为例（图 4-3-6），检查者对受试者说（n=0）："下面电脑屏幕上会依次出现一串数字，每次出现一个数字，两个数字之间将会有时间间隔。当出现的数字为 7 时，按键盘上的 F；数字不为 7 时，按 J。下面请将左右手示指分别放到 F 和 J 按键上进行准备。"随后，电脑屏幕上出现数字，每个数字出现 0.5 秒，两个数字间隔 2~2.5 秒。数字共 60 个。

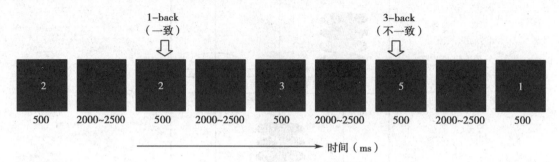

图 4-3-6　N-back 实验示意图

N=0 试验完成后，进行 n=1 试验。检查者对受试者说："接下来，从第二个数字开始，请你比较你看到的数字和前一个数字是否相同，相同则按 F，不相同则按 J。准备好我们就开始。"n=2 及 n=3 试验过程同上。在某些实验中，为节省时间，可仅进行 n=1 和 n=3 试验。实验的评估参数为反应时间（reaction time）和准确率（accuracy rate）。

四、情绪的评估

在过去，情绪和认知被认为是相互独立的。然而，近 20 年来的研究逐渐表明，情绪和认知相互依赖。目前，学界对于情绪的定义尚未达成一致。Rolls 认为情绪与动机相关，将其定义为"被奖励或惩罚引出的状态"；Arnold 则认为情绪主要与意识或潜意识对于事件的评价相关。此外，情绪的类型目前亦无一致分类。一些分类方法主要关注基本情绪，如愤怒、恐惧等；另一些则包括了一系列情绪的扩展，如骄傲、嫉妒等。此外，较多证据表明情绪与身体密切相关。

尽管目前情绪尚无明确、统一的定义，其在精神障碍中的重要性是不可忽视的。抑郁障碍、双向情感障碍并称为情感障碍，以情绪的异常为特征；PTSD 中，由应激事件导致的恐惧情绪失调可能是疾病的发病机制。此外，几乎所有精神障碍均存在不同程度的情绪异常。评估情绪除常用汉密尔顿抑郁 / 焦虑量表等，还有较多神经心理测评手段可进行评估。

（一）面孔分辨测验

对表情线索进行解码并识别对方情绪，是高级的情感认知能力之一。在认知能力不完整的神经、精神障碍患者中，大量证据表明患者的情感认知能力受损。

面孔分辨测验（facial discrimination task，FDT）最初由 Erwin 等人于 1992 年设计，实验的主要内容是向受试者展示一名白人演员分别展示快乐、悲伤及中性表情面孔的标准黑白照片。该实验最初用于精神分裂症及抑郁障碍患者情绪识别过程的脑功能能影像学研究中。随后被成功应用于其他精神障碍的情绪识别研究。研究人员邀请了一名专业摄影师，最初拍摄了 83 名专业演员（白人男性及女性）的快乐、悲伤及中性表情的人像照，并保证其他条件一致，弱化头发、背景及衣物。随后，在这些照片中，研究人员剔除了可能带有情绪倾向的面部特征的照片，并邀请 160 名研究生对剩下的照片进行情绪识别，最后留下三套 FDT 测试照片。

　　FDT 由情绪测试和年龄测试组成,每项测试各包含 40 项。在情绪测试中,测试者要求受试者对照片中面部表情进行 7 个等级评分,从非常快乐,中性,到非常悲伤。情绪测试的材料共为 120 张照片,其中 60 张照片为男性,60 张为女性;其中 22 张照片表现快乐,30 张表现悲伤,58 张为中性表情。在年龄测试中,测试者要求受试者猜测照片中人的年龄,同样为 7 个等级,从青年到七十多岁。该年龄测试的目的是确保受试者能够处理复杂的面部信息,避免受试者因完全无法识别面部信息而干扰情绪识别测试结果。

　　FDT 可单独进行测试,也可结合功能磁共振以研究受试者情绪识别的神经机制。正常人中,有研究提示女性的情绪识别能力优于男性。而在抑郁障碍患者中,有证据表明患者对于悲伤情绪的识别较为敏感,而难以识别快乐的表情,提示患者对负面情绪具有偏向性。

(二) 情绪 Stroop 实验

　　情绪 Stroop 实验(emotional Stroop test)是 Stroop 实验的一种变体,从信息处理的角度评估受试者情绪。与 Stroop 实验类似,情绪 Stroop 实验记录受试者对负面情绪词语颜色的识别时间。对于患有某些精神障碍的患者,当词语带有情绪指向时,识别词语颜色的时间将延长,此效应被称为情绪 Stroop 效应(emotional Stroop effect, ESE)。

　　在测试中,测试者向受试者展示以不同颜色印刷的词语,例如椅子(绿色字),桌子(蓝色字),要求受试者尽量快和准确地说出这些词语的颜色(图 4-3-7)。测试的词语有两组,一组词语为负面词汇(如"死亡")或在患者中与引发精神障碍症状有关的效应词汇(如,在由战争引发的 PTSD 患者中,"战争"即为效应词汇;在以过度清洗症状为主的 OCD 患者中,"细菌"即为效应词汇),另一组为中性词汇(如"椅子")。情绪 Stroop 实验的施测方法与标准 Stroop 类似,测试者记录受试者颜色命名的时间,并计算两组词汇颜色命名的时间差以评估 ESE 效应。

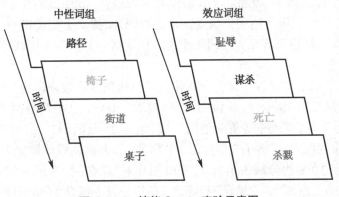

图 4-3-7　情绪 Stroop 实验示意图

　　尽管情绪 Stroop 实验与标准 Stroop 实验得到的行为学结果类似,均为反应时间的延迟,但两个 Stroop 实验涉及的神经生理学机制是不同的。在情绪 Stroop 实验中,词语的印刷颜色并不与词义相冲突。也就是说,引出 ESE 的原因在于词义本身而非词语的印刷颜色,词义占用了受试者的注意从而反应时间变长。然而,两个 Stroop 实验亦有共通之处:两者均要求受试者抑制由词义带来的干扰信息,同时选择并维持对词语印刷颜色的注意,以完成整个实验任务。

　　情绪 Stroop 实验在临床研究中广泛应用,其优势在于词语的设计可以是个体化的。对于酒精依赖患者,可设计酒精依赖相关词汇;对于对特定内容的恐惧症(phobia)患者而言,可设计出能引出受试者恐惧症状的相关词汇。因此,该实验可作为症状特异性神经心理测验,具有个体化优势。

(三)情绪调节测试

情绪调节测试(emotion regulation task,ERT)可用于评估受试者调节情绪的能力,常与功能磁共振相结合以研究情绪调节相关神经机制。在测试中,测试者通过向受试者展示不同内容的照片以引出受试者积极或消极的情绪状态,以评估受试者实时提高积极情绪和降低负面情绪的能力。测试使用的图片来源于国际情感图片系统(the international affective picture system,IAPS),该系统为常用图片库,已经过较好的验证。引出负面情绪的照片内容可能有肢解或哭闹的人,而引出积极情绪的照片可能是鲜花或小狗。此外,还有一些图片内容为中性,如吹风机、消防栓等。

首先,测试者对受试者进行一次基线测试。测试者对受试者进行训练,要求受试者在看图片时,根据下述三个指导词来调节情绪:①增加,以增加情绪强度的方式思考图片;②降低,以降低情绪强度的方式思考图片;③观看,正常观看图片,不进行有意识的情绪的调节。基线测试完成后,测试者询问受试者是否记住了情绪调节的策略,测试者可给予一定的提示。随后,受试者进入磁共振检查室进行功能成像扫描,同时完成共45张图片的测试。每项为一张图片,先单独出现2 750毫秒,然后显示"增加"、"降低"及"观看"三个指导词之一(指导词显示1 500毫秒)。指导词消失后,该相同图片继续在屏幕上停留7 250毫秒。在指导词出现后,根据指导词尝试调节自己的情绪。图片消失后,受试者有3秒钟的时间客观评价自己刚才体验到的情绪,从"弱"到"强"分为4度。图片与图片之间间隔750毫秒,同时屏幕上显示白色十字(+)固定点。

测试图片和指导词共有5种组合,重复9次,分别为:①负面图片+"降低";②负面图片+"观看";③积极图片+"增加";④积极图片+"观看";⑤中性图片+"观看"。其中,中性图片+"观看"指导词组合用于记录受试者观看图片、按动手柄按钮所涉及的视觉、运动神经活动,以排除与情感调节无关的因素干扰。该测试一共产生8组情感处理相关的自我评价及神经生理参数。

评价情感调节水平可通过受试者自我评估的情绪强度分数来体现,共可定量计算4个参数:①积极情绪反应,组合4(积极图片+"观看"指导语)平均分减去组合5(中性图片+"观看"指导语)平均分;②负面情绪反应,组合2(负面图片+"观看"指导语)平均分减去组合5(中性图片+"观看"指导语)平均分;③上调积极情绪能力,组合3(积极图片+"增加"指导语)平均分减去组合4(积极图片+"观看"指导语)平均分;④下调负面情绪能力,组合2(负面图片+"观看"指导语)平均分减去组合1(负面图片+"降低"指导语)平均分。同时,以上述原则计算功能磁共振数据,还可得到4个情绪调节相关的功能磁共振激活图,分别为积极/消极情感回路脑区。

(黄晓琦　张帘青)

● 参考文献 >>>

1. Oldfield RC. The assessment and analysis of handedness: the Edinburgh inventory. Neuropsychologia, 1971, 9(1): 97-113.

2. 李心天. 中国人的左右利手分布. 心理学报, 1983（03）: 268-276.

3. Heatherton TF, Kozlowski LT, Frecker RC, et al. The Fagerström Test for Nicotine Dependence: a revision of the Fagerström Tolerance Questionnaire. Br J Addict, 1991, 86（9）: 1119-1127.

4. Selzer ML. The Michigan alcoholism screening test: the quest for a new diagnostic instrument. Am J Psychiatry, 1971, 127（12）: 1653-1658.

5. Buysse DJ, Reynolds CF 3rd, Monk TH, et al. The Pittsburgh Sleep Quality Index: a new instrument for psychiatric practice and research. Psychiatry Res, 1989, 28（2）: 193-213.

6. Hartman DE. Wechsler Adult Intelligence Scale Ⅳ（WAIS Ⅳ）: return of the gold standard. Appl Neuropsychol, 2009, 16（1）: 85-87.

7. 修订韦氏成人智力量表全国协作组. 韦氏成人智力量表的修订. 心理学报, 1983, 15（3）: 362-370.

8. Kay SR, Fiszbein A, Opler LA. The positive and negative syndrome scale（PANSS）for schizophrenia. Schizophr Bull, 1987, 13（2）: 261-276.

9. Hamilton M. A rating scale for depression. J Neurol Neurosurg Psychiat, 1960, 23（1）: 56-62.

10. Beck AT, Steer RA, Brown GK, et al. Beck Depression Inventory-Ⅱ（BDI-Ⅱ）. Psychological Corporation, 1996.

11. Beck AT, Kovacs M, Weissman A. Assessment of suicidal intention: The Scale for Suicide Ideation. Journal of Consulting and Clinical Psychology, 1979, 47（2）: 343-352.

12. Eysenck HJ, Eysenck SBG. The Eysenck Personality Questionnaire-Revised. Sevenoaks: UK; Hodder & Stoughton, 1992.

13. Williams JMG, Mathews A, MacLeod C. The emotional Stroop task and psychopathology. Psychological bulletin, 1996, 120（1）: 3.

14. Bech P, Bolwig TG, Kramp P, et al. The Bech-Rafaelsen Mania Scale and the Hamilton Depression Scale. Acta Psychiatr Scand, 1979, 59: 420-430.

15. Young RC, Biggs JT, Ziegler VE, et al. A rating scale for mania: reliability, validity and sensitivity. Br J Psychiatry, 1978, 133: 429-435.

16. Goodman WK, Price LH, Rasmussen SA, et al. The Yale-Brown Obsessive Compulsive Scale. Archives of General Psychiatry, 1989, 46（11）: 1012.

17. Shear MK, Brown TA, Barlow DH, et al. Multicenter collaborative panic disorder severity scale. Am J Psychiatry, 1997, 154（11）: 1571-1575.

18. Spitzer RL, Kroenke K, Williams JB, et al. A brief measure for assessing generalized anxiety disorder: the GAD-7. Arch Intern Med, 2006, 166（10）: 1092-1097.

19. Hamilton M. The assessment of anxiety states by rating. Br J Med Psychol, 1959, 32: 50-55.

20. Erwin RJ, Gur RC, Gur RE, et al. Facial emotion discrimination: I. Task construction and behavioural findings in normal participants. Psychiatry Research, 1992, 42: 231-240.

21. Conners CK, Sitarenios G, Parker JD, et al. The revised Conners' Parent Rating Scale（CPRS-R）: factor structure, reliability, and criterion validity. J Abnorm Child Psychol, 1998, 26（4）: 257-268.

22. Wechsler D. Wechsler memory scale. San Antonio, TX, US: Psychological Corporation, 1945.

23. Vakil E, Blachstein H. Rey Auditory-Verbal Learning Test: structure analysis. J Clin Psychol, 1993, 49（6）: 883-890.

24. Delis D C. CVLT-Ⅱ: California verbal learning test: adult version. San Antonio, TX, US: Psychological

Corporation, 2000.

25. Sandford J A, Turner A. Integrated visual and auditory continuous performance test manual. Richmond, VA: Braintrain Inc, 2000.

26. Greenberg L M, Kindschi C L, Dupuy T R, et al. Test of Variables of Attention continuous performance test. Los Alamitos, CA: Universal Attention Disorders, 1994.

27. Dougherty D M, Marsh D M, Mathias C W. Immediate and delayed memory tasks: a computerized behavioral measure of memory, attention, and impulsivity. Behavior research methods, instruments, & computers, 2002, 34(3): 391-398.

28. Gronwall D, Sampson H. The psychological effects of concussion. Auckland, New Zealand: Auckland University Press, 1974.

29. Fan J, McCandliss BD, Sommer T, et al. Testing the efficiency and independence of attentional networks. Journal Cognitive Neuroscience, 2002, 14(3): 340-347.

30. Heaton R K. Wisconsin card sorting test: computer version 2. Odessa: Psychological Assessment Resources, 1993.

31. Jensen A R, Rohwer Jr W D. The Stroop color-word test: a review. Acta psychologica, 1966, 25: 36-93.

32. Shallice T. Specific impairments of planning. Phil Trans R Soc Lond B, 1982, 298(1089): 199-209.

33. Kirchner W K. Age differences in short-term retention of rapidly changing information. Journal of experimental psychology, 1958, 55(4): 352.